Antibiotiques
et maladies
sexuellement
transmissibles

DANS LA MÊME COLLECTION :

- *Acquisitions récentes sur l'utilisation des nouvelles quinolones, 73 p., 30 ill.*
- *Comment définir le rythme optimal d'administration des aminoglycosides, 70 p., 13 ill.*
- *A quoi sert le dosage du médicament anti-infectieux ? Applications en clinique, 72 p., 3 ill., 11 tabl.*
- *Pharmacologie des analogues nucléosidiques utilisés en thérapeutique anti-rétrovirale, 112 p., 14 ill., 21 tabl.*
- *Les inhibiteurs des ß-lactamases, 112 p., 19 ill., 25 tabl.*
- *Les antiviraux, 80 p., 15 ill., 8 tabl.*

Département
de Pharmacologie Clinique
des Médicaments Anti-infectieux

Paris - 7 octobre 1993

Professeur J.J. POCIDALO
(Unité 13 - INSERM -
Hôpital Claude Bernard)

Professeur C. CARBON
(Hôpital Bichat)

Antibiotiques et maladies sexuellement transmissibles

Docteur A.C. CRÉMIEUX
Service du Professeur C. CARBON
(Hôpital Bichat) - 75018 Paris

Université Paris VII
Faculté de Médecine Xavier Bichat
46, rue Henri-Huchard - 75018 Paris

arnette

Ce livre et le programme sur lequel il repose
ont pu être réalisés grâce à l'aide bienveillante des Laboratoires

- BEECHAM SEVIGNE
- BRISTOL-MYERS SQUIBB
- PFIZER
- SPECIA
- DIAMANT
- ABBOTT

- SCHERING-PLOUGH
- LEDERLE

ISBN : 2.7184.0676.3

SOMMAIRE

Pharmacocinétique et efficacité des antibiotiques. Applications aux infections à pathogènes à développement intracellulaire

J.J. POCIDALO, B. WEBER

L'objectif principal d'un traitement antibiotique est d'atteindre au site même de l'infection une concentration suffisamment élevée de la substance active, et ce pendant un temps suffisamment long pour pouvoir éradiquer la bactérie responsable. Lorsque l'infection est due à un germe à développement intracellulaire obligatoire ou facultatif *(Listeria, Brucella, Salmonella, Staphylocoques, Hemophilus influenzae, Legionella, Toxoplasma, Mycobacterium tubercilosis, Mycobacterium leprae ou Mycobacterium avium),* la diffusion intracellulaire de l'antibiotique est indispensable pour que celui-ci puisse exercer une activité antibactérienne. Ainsi, la survie intraphagocytaire de bactéries en présence de concentrations élevées d'antibiotiques a été expliquée par la faible capacité de pénétration de certains antibiotiques comme les bétalactamines et les aminosides dans les phagocytes. Cette notion de pénétration variable des antibiotiques à l'intérieur des cellules phagocytaires a suscité le développement d'études portant sur la mesure de la diffusion intracellulaire des antibiotiques et en particulier des macrolides. En effet, l'efficacité des macrolides sur certains des germes précités a été démontrée par de nombreux travaux cliniques ou portant sur des modèles de pathologie expérimentale, ce qui suggère fortement que ces antibiotiques ont une bonne pénétration intraphagocytaire *in vivo.*

Plus récemment il a été reconnu que les fluoroquinolones, quoiqu'ayant une pharmacocinétique systémique différente, possédaient des propriétés liées à une pénétration intracellulaire suffisante pour être efficace sur l'ensemble des pathogènes à multiplication intracellulaire.

INSERM U-13, 190, Bld Mac-Donald, 75019 Paris.

De nombreux pathogènes responsables de maladies sexuellement transmissibles se développent dans les cellules et revendiquent des traitements antibiotiques relevant des familles précédentes. La compréhension de leur efficacité est consécutive à des propriétés pharmacocinétiques particulières, différentes pour les macrolides d'une part, et les fluoroquinolones d'autre part mais aboutissant finalement au même résultat.

Pharmacocinétique des macrolides

Les macrolides présentent des *caractéristiques pharmacocinétiques* particulières. Administrés *per os,* ils subissent un effet de premier passage hépatique suivi d'un cycle entéro-hépatique. La distribution tissulaire dans les tissus bien vascularisés (foie, rein, rate, poumons) est remarquable. Dans le même temps, les concentrations sériques restent faibles et ne possèdent qu'un intérêt secondaire pour juger des effets antibiotiques (Fig. 1). Les concentrations intracellulaires étudiées dans les polynucléaires et les macrophages sont particulièrement élevées, respectivement 10 et plus de 25 fois les concentrations sériques ; cette accumulation est probablement liée à un transport actif. Dans ces conditions, il n'est pas logique d'évaluer l'activité des macrolides au vu des données plasmatiques : s'il semble bien que ces antibiotiques restent bactériostatiques au niveau sérique, il n'en est pas de même au niveau tissulaire où les fortes concentrations leur confèrent des propriétés bactéricides, ce qui est important lorsqu'il s'agit d'infections où le

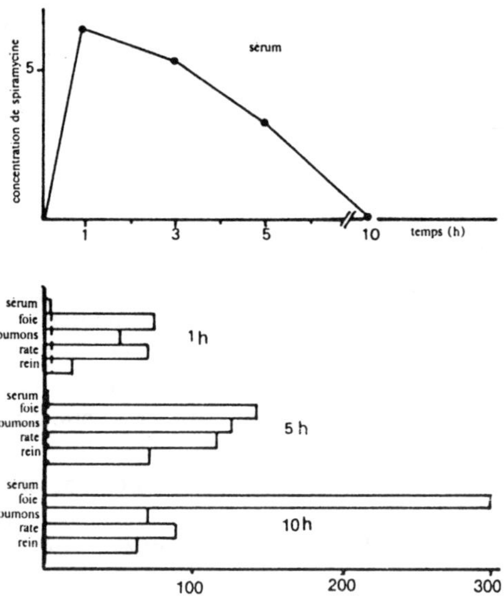

FIG. 1. — Distribution tissulaire de la spiramycine. Comparaison pharmocinétique avec le serum.

pathogène se multiplient dans les cellules de l'immunité. Le phénomène de bactériopause, observé pour la première fois avec la spiramycine est propre à tous les macrolides : des concentrations inférieures aux CMI sont bactériostatiques sur les cocci à Gram positifs. Cette propriété est liée à une fixation stable du macrolide sur le ribosome bactérien. Ce phénomène particulièrement net pour la spiramycine est probablement dû à la forte affinité de cette molécule pour le ribosome.

La comparaison des concentrations sériques et tissulaires permet d'établir une hiérarchie entre les différents macrolides étudiés, la molécule de référence restant *l'érythromycine* d'une part, *la spiramycine* d'autre part.

Le tableau I recense les paramètres pharmacocinétiques de *l'érythromycine,* la *roxithromycine,* la *spiramycine* et la *clarithromycine* après administration de la même dose de médicament chez l'animal d'expérience ; la comparaison des paramètres sériques et pulmonaires permet de confirmer les résultats obtenus avec les macrolides de référence.

Tableau I

Paramètres pharmacocinétiques de l'érythromycine, la roxithromycine, la spiramycine et la clarithromycine relevés après une injection s.c. unique de 50 mg/kg, chez la souris C57Bl/6J non infectée[a].

		Erythromycine	Roxithromycine	Spiramycine	Clarithromycine
$T_{1/2}$ (h)	sérum	0,5	1,8	1,6	1,6
	poumon	0,6	1,7	10	1,7
C_{max} (µg/g)*	sérum	12,8	10,8	3,4	6
	poumon	20	32,8	19,4	87,5
T_{max} (h)	sérum	0,5	0,5	0,5	0,5
	poumon	0,5	0,5	0,5	0,5
A.U.C. (µg.h/g)	sérum	15,7	20,7	6,2	21,1
	poumon	32,2	140	185	324
Pénétration tissulaire (A.U.C. poumon/ A.U.C. sérum)		2	6,8	29,8	15,4

[a] Les valeurs sont calculées à partir des concentrations sériques et pulmonaires prises à 0,5, 1, 3, 6, 8 et 24 heures après administration et évaluées par méthode microbiologique.

* Chaque valeur résulte du pool de prélèvements provenant de 4 souris.

Ainsi, quand les antibiotiques sont administrés à des souris noires (C57B1/6J) (Tabl. I), la *spiramycine* présente une demi-vie ($T_{1/2}$) pulmonaire (9,6 heures) plus prolongée que celle des 3 autres antibiotiques qui est inférieure à 2 heures. De plus, des concentrations pulmonaires de spiramycine sont encore mesurables 24 heures après l'injection, alors que les concentrations tissulaires de la *roxithromycine,* de l'*érythromycine* et de la *clarithromycine* n'excèdent pas 8 heures. Ces 4 antibiotiques présentent un délai d'absorption court, mais la spiramycine atteint son pic de concentration plus précocement que les autres (T_{max} 0,5 heure). Les profils de distribution pulmonaire montrent que la *clarithromycine* et la *roxithromycine* présentent des concentrations maximales (C_{max}) (respectivement de 70,4 et 44,6 µg/g) très supérieures à celles de la *spiramycine* et de l'*érythromycine* (19,2 et 16,1 µg/g). L'aire sous la (AUC) de la *clarithromycine* et la *spiramycine* est supérieure à celle de la *roxithromycine* et encore plus à celle de l'*érythromycine.* L'évolution du profil pharmacocinétique de ces 4 macrolides est parfaitement reflétée par leur distribution pulmonaire exprimée par le rapport AUC tissulaire/AUC sérique. Ainsi, une pénétration tissulaire plus grande est retrouvée pour la *spiramycine* (AUC pulmonaire/AUC sérique = 49) que pour la *clarithromycine* (15,9), la *roxithromycine* (4,6) ou l'*érythromycine* (2,9).

La pharmacocinétique sérique n'est pas contributive pour établir une différence dans le profil pharmacocinétique de ces antibiotiques. Par ailleurs, aucune différence n'est observée entre les paramètres pharmacocinétiques chez la souris infectée et chez la souris saine, sauf pour la *spiramycine* qui démontre une pénétration tissulaire supérieure chez la souris infectée.

Tableau II

Paramètres pharmacocinétiques de l'érythromycine, la roxithromycine, la spiramycine et la clarithromycine relevés après une injection s.c. unique de 50 mg/kg, chez la souris C57Bl/6J non infectée[a].

		Erythromycine	Roxithromycine	Spiramycine	Clarithromycine
$T_{1/2}$ (h)	sérum	0,5	1,7	1,7	1,4
	poumon	1,2	1,7	9,6	1,6
C_{max} (µg/g)*	sérum	6,1	11,8	2,4	5,6
	poumon	16,1	44,6	19,2	70,4
T_{max} (h)	sérum	1	1	0,5	1
	poumon	1	1	0,5	1
A.U.C. (µg.h/g)	sérum	11	34,4	4,3	16,4
	poumon	32	160	211	262
Pénétration tissulaire (A.U.C. poumon/ A.U.C. sérum)		2,9	4,6	49	15,9

[a] Les valeurs sont calculées à partir des concentrations sériques et pulmonaires prises à 0,5, 1, 3, 6, 8 et 24 heures après administration et évaluées par méthode microbiologique.

* Chaque valeur résulte du pool de prélèvements provenant de 4 souris.

Les données pharmacocinétiques de l'*azithromycine* et de l'*érythromycine* chez la souris Swiss infectée et non infectée, ainsi que de l'*azithromycine* chez la souris Swiss rendue leucopénique au moyen d'un pré-traitement par le cyclophosphamide sont exposées dans le tableau III.

Chez l'animal non infecté, l'*azithromycine* présente une demi-vie d'élimination sérique prolongée, bien supérieure à celle de l'*érythromycine.* Ainsi, 48 heures après l'injection, des concentrations mesurables d'*azithromycine* sont détectables dans le sérum. L'AUC sérique de l'*azithromycine* est 2,7 fois supérieure à celle de l'*érythromycine.* A l'opposé, l'élimination sérique de l'*érythromycine* est rapide avec une demi-vie d'élimination de 0,8 heure.

Dans le poumon, la demi-vie d'élimination de l'*azithromycine* est 21 fois plus longue que celle de l'*érythromycine.* Le temps de persistance pulmonaire correspondant au temps pendant lequel la concentration tissulaire de l'antibiotique dépasse la CMI est, de même, bien supérieur pour l'*azithromycine* (96 heures) que pour l'*érythromycine* (< 8 heures). La différence entre les pharmacocinétiques de ces 2 antibiotiques est encore plus nette concernant les AUC. Ainsi, l'AUC tissulaire de l'*azithromycine* est 19 fois supérieure à celle de l'*érythromycine.* La

Tableau III

Paramètres pharmacocinétiques de l'érythromycine, l'azithromycine et l'azithromycine + cyclophosphamide relevés après une injection s.c. unique de 50 mg/kg chez la souris Swiss infectée[a].

		Erythromycine	Azithromycine	Azithromycine + Cyclophosphamide
$T_{1/2}$ (h)	sérum	0,8	8,7	2
	poumon	0,9	18,6	16,5
C_{max} (µg/g)	sérum	7,1**	5**	1,4*
	poumon	17,2**	58,1**	16,4*
T_{max} (h)	sérum	0,5	1	1
	poumon	0,5	2	3
A.U.C. (µg.h/g)	sérum	12	30	5,36
	poumon	34	1 041	214
Pénétration tissulaire (A.U.C. poumon/ A.U.C. sérum)		2,8	34,7	39,9

[a] Les valeurs sont calculées à partir des concentrations sériques et pulmonaires prises à 0,5, 1, 2, 3, 4, 6, 8, 24, 48, 72 et 96 heures après administration et évaluées par méthode microbiologique.

* Chaque valeur résulte du pool de prélèvements provenant de 4 souris.

** Valeurs calculées comme moyenne ± standard déviations de trois échantillons.

pénétration tissulaire est de même bien plus élevée pour l'*azithromycine* que pour l'*érythromycine*.

Le profil pharmacocinétique a été retrouvé identique pour les 2 antibiotiques chez les souris infectées, avec une tendance à une meilleure diffusion pulmonaire pour l'*azithromycine* en comparaison de celle retrouvée chez les souris saines (Tabl. IV).

Tableau IV

Efficacité anti-infectieuse et pharmacocinétique des macrolides au cours de pneumonies pneumococciques.

Composé	Survie (%) au 14e j		$T_{1/2}$ h	AUC mg/h/kg
Control				
Erythromycine	9	6	1,2	32
Roxithromycine	33	8	1,7	160
Spiramycine	73	73	9,6	210
Clarithromycine	55	80	1,6	262
Azithromycine	100	100	18,6	1 041

Tiré de Azoulay-Dupuis *et coll.* (1991) et Weber *et coll.* (1991)

Quand l'*azithromycine* est administrée à des souris infectées et rendues leucopéniques, la demi-vie d'élimination sérique est plus courte (2 heures) que celle observée chez des souris non immunodéprimées (8,7 heures). De même, l'AUC sérique est 5 fois plus petite chez les souris leucopéniques que chez celles traitées par l'*azithromycine* seule.

La demi-vie d'élimination pulmonaire de l'*azithrommycine* est identique chez les animaux rendus ou non leucopéniques. En revanche, le C_{max} et l'AUC de l'*azithromycine* chez la souris leucopénique sont inférieurs à ceux retrouvés chez la souris normale (respectivement 16,4 et 214 *versus* 58,1 et 1 041). Enfin, la pénétration tissulaire n'est pas modifiée de façon significative chez ces souris immunodéprimées.

La capacité spécifique des macrolides à se concentrer dans les cellules, et principalement dans les cellules de l'inflammation, confère aux macrophages la possibilité d'être des réservoirs d'antibiotique. Cette particularité concerne principalement les composés présentant une demi-vie intracellulaire prolongée. Celle-ci permet la concentration et le maintien des antibiotiques au site même de l'infection.

Ainsi, la demi-vie d'élimination pulmonaire des macrolides, reflétant leur diffusion et leur séquestration intraphagocytaire, pourrait être un bon facteur prédictif de leur efficacité dans les infections à germes intra ou extracellulaires.

Enfin, le temps de persistance prolongé, avec des concentrations tissulaires supérieures au CMI, pour l'azithromycine et la spiramycine suggère la possibilité de réduire le nombre d'administrations quotidiennes ou la durée du traitement, pour ces deux antibiotiques.

La corrélation entre efficacité thérapeutique et pharmacocinétique est clairement démontrée pour les macrolides. L'efficacité comparée de 5 macrolides sur un modèle d'infection expérimental est reliée à leur pharmacocinétique dans le tissu infecté à savoir le poumon. Dans les conditions standards expérimentales il semble que l'efficacité relative est reliée non seulement à la pénétration intrapulmonaire mais aussi à la demi-vie d'élimination que reflètent l'entrée potentielle, la séquestration et la délivrance durable au site de l'infection (Tabl. IV).

Pharmacocinétique des fluoroquinolones

Les fluoroquinolones témoignent d'une pharmacocinétique relativement diversifiée. La comparaison de leur profil sérique, après administration d'une même dose orale unique chez le volontaire sain, objective des différences importantes au niveau des concentrations maximales atteintes et de leur demi-vie d'élimination (Tabl. V). Ces différences relèvent de différents phénomènes associés :

— leurs propriétés de solubilité qui déterminent leur biodisponibilité orale mais aussi leur volume de diffusion réel dans l'organisme (diffusion extravasculaire et pénétration intracellulaire). Ceci opposerait, toutes proportions gardées, des molécules fortement liposolubles comme la péfloxacine et la sparfloxacine, à une molécule comme la ciprofloxacine plus « hydrophile » et à des molécules comme l'ofloxacine dont les propriétés d'hydrophilie et de lipophilie sont mieux équilibrées ;

Tableau V

Pharmacocinétique sérique comparative des fluoroquinolones (400 mg p.o., volontaires sains).

Quinolone	Biodisp. orale (F)	C_{max} (mg/l)	T_{max} (h)	$t_{1/2}\ \beta$ (h)	ASC (mg.h/l)	V_D/F (l)	Excrétion rénale
Norfloxacine		1,5	1,5	3,3	5,4		27%(24h)
Enoxacine	88 %	2,3	1,6	4,9	16	175	44%(72h)
Péfloxacine	> 95 %	3,2	3,0	10,5	55	112	11%(84h)
Fléroxacine	> 95 %	5,0	1,3	11,2	66	97	50%(72h)
Loméfloxacine		3,7	2,0	6,3	37	127	70%(24h)
Ofloxacine	> 95 %	4,0	1,4	5,0	29	102	73%(24h)
Ciprofloxacine	66 %	1,5	1,1	3,3	5,8	248	29%(24h)
Témafloxacine		3,6	2,7	10,6	42,5	126	57%(60h)
Sparfloxacine		1,2	5	18,2	32,7		9%(72h)

C_{max} : concentration maximale ; T_{max} : temps du C_{max} ; $t_{1/2}\ \beta$: demi-vie d'élimination terminale ; ASC : aire sous la courbe ; VD/F : volume apparent de distribution ; élimination rénale : sous forme inchangée.

— leur taux de fixation protéique qui est faible pour ces molécules, compris entre 20 et 40 % ;

— leurs mécanismes de clairance préférentiels qui permettent de distinguer : i) des molécules dont l'élimination se fait majoritairement par le rein. C'est le cas de l'ofloxacine (filtration glomérulaire et secrétion tubulaire) ; ii) des molécules comme la péfloxacine et la sparfloxacine, dont l'élimination se fait majoritairement par le foie, et qui témoignent d'un cycle entéro-hépatique ; iii) enfin des molécules comme la ciprofloxacine, l'énoxacine, la fléroxacine, la loméfloxacine et la norfloxacine témoignant d'une élimination à la fois hépatique et rénale.

Pénétration et distribution intratissulaire des fluoroquinolones

La signification des études de pénétration et de distribution tissulaire, et particulièrement intrapulmonaire, des antibiotiques font l'objet d'études compte tenu de leurs activités thérapeutiques. L'intérêt suscité par ces études part du principe que l'efficacité d'un antibiotique *in vivo* dépend avant tout des concentrations atteintes au site infectieux. Les problèmes apportés dans l'interprétation de ces études relèvent quant à eux essentiellement de la grande variabilité méthodologique inhérente à ce genre d'études, de la valeur réelle à accorder au terme de concentration tissulaire en fonction du matériel étudié et des techniques de dosage utilisées, et de l'impossibilité de réaliser chez l'homme de véritables cinétiques.

Malgré ces difficultés, les études nombreuses réalisées avec les fluoroquinolones témoignent d'une certaine homogénéité de leurs propriétés de diffusion intratissulaire. L'étude de leur diffusion par le modèle du « skin-blister fluid » démontre pour ces molécules un équilibre rapide de leurs concentrations intra et extravasculaires.

Les études *in vitro,* réalisées principalement avec des cellules phagocytaires de diverses origines, ont démontré que la diffusion intracellulaire des fluoroquinolones est principalement passive, leur concentration faisant probablement appel à la fixation réversible subcellulaire de l'antibiotique (un transport actif n'a été suspecté que dans le cas de l'ofloxacine). L'entrée comme la sortie sont très rapides. Le niveau de concentration peut être défini pour cette molécule dissociée, suivant le type de cellules utilisées, variant dans un rang de 5 à 8 pour les neutrophiles humains et de 3 à 6 pour les macrophages alvéolaires ou péritonéaux. L'entrée est *a priori,* non saturable augmentant avec la concentration extracellulaire initiale de l'antibiotique (entre 2 et 10 mg/l dans les études *in vitro*). La concentration intra-phagocytaire serait meilleure pour les molécules plus liposolubles. La diffusion intracellulaire des fluoroquinolones est affectée par le pH, la sparfloxacine, la péfloxacine, la ciprofloxacine démontrant une entrée plus importante à pH 6,0 qu'au pH physiologique.

Sur la base de ces données, on peut imaginer un schéma de distribution des fluoroquinolones dans les tissus rendant compte qu'à l'état d'équilibre, plus de 60 % de l'antibiotique serait lié, mais de façon réversible, à l'intérieur des cellules. Ce schéma est bien sûr simpliste mais probablement pas très éloigné de la situation réelle dans un poumon sain. Une étude de la disposition pulmonaire de 3 fluoroquinolones (ciprofloxacine, témafloxacine, loméfloxacine) confirme en partie cette théorie démontrant une accumulation intracellulaire (macrophages alvéolaires) et un coefficient de pénétration dans la muqueuse bronchique, très proches de la théorie.

Ces conditions restent néanmoins très différentes de celles d'un tissu infecté. L'inflammation locale (augmentation de la perméabilité vasculaire, œdème, infiltration par les cellules phagocytaires) et la constitution du foyer infectieux sont susceptibles de modifier de façon importante la pénétration de ces antibiotiques et leur cinétique de distribution intratissulaire par exemple intrapulmonaire.

Conclusion

La pathologie infectieuse liée au développement intracellulaire de pathogènes a ouvert de nouvelles perspectives en physiopathologie mais aussi en pharmacologie et en thérapeutique.

— La pharmacocinétique au sein des cellules responsables de l'immunité, en particulier *la pharmacocinétique intraphagocytaire,* s'est révélée comme prédictive de l'efficacité des antibiotiques, en particulier en pathologie liée aux maladies sexuellement transmissibles.

— L'efficacité des antibiotiques reste à l'évidence liée à l'accès des anti-infectieux au sein même du foyer infectieux. Dans ces conditions on a pu identifier le rôle essentiel du *transport des antibiotiques par les cellules de l'immunité,* cellules mononucléées et polynucléées. La démonstration du rôle de ce transport pour les macrolides introduit un concept nouveau intéressant la précision thérapeutique.

— Compte tenu des paramètres de la pharmacocinétique sanguine des antibiotiques pénétrant dans les cellules et les tissus, l'efficacité thérapeutique des macrolides justifie le concept de la *pharmacocinétique interstitielle* au niveau des foyers infectieux. On doit considérer alors deux mécanismes différents lorsqu'il s'agit d'un antibiotique à pharmacocinétique systémique différente, par exemple macrolide versus fluoroquinolone (Fig. 2).

— Dans ces conditions, on doit identifier une pharmacocinétique au sein même du foyer infectieux. Il est indispensable alors de considérer une pharmacocinétique classique chez le sujet sain, mais également celle intéressant le sujet infecté. C'est dire alors l'intérêt de la mise au point *de modèles animaux de maladies infectieuses* permettant l'obtention d'informations impossibles à obtenir chez l'homme, et dont la finalité est l'optimisation de la précision thérapeutique.

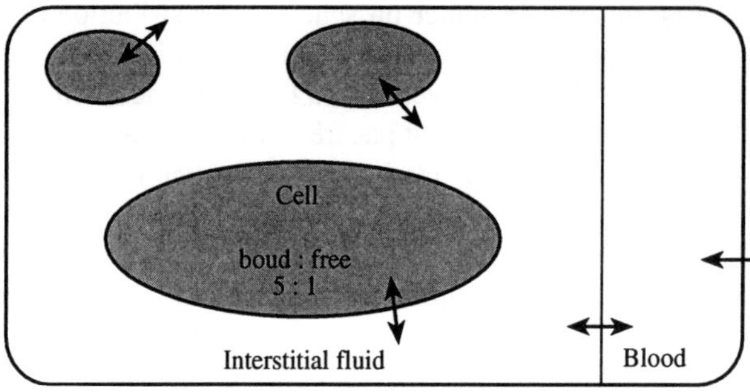

Site	Tissue mass (%)	Conc. (µg/g)	Recovery (µg/1g of tissue)
Blood	4,0	4,0	0,16
Interstitial fluid	16,0	4,0	0,64
Intracellular fluid (water)	53,6	4,0	2,14
Intracellular fluid (solids)	26,4	22,0	5,80
Total weight (%)	100		
Total recovery (µg)			8,75
Tissue-to-serum-ratio			2,20

FIG. 2. — Essai de représentation et de calcul de la distribution des fluoroquinolones dans les tissus.

BIBLIOGRAPHIE

Azoulay-Dupuis E., Bedos J.P., Pocidalo J.J. — Activité anti-pneumococcique de la clarithromycine et de son métabolite 14-hydroxyle dans un modèle de pneumonie expérimentale chez la souris. In : *Abstracts de la Réunion Interdisciplinaire de Chimiothérapie Antiinfectieuse, Paris, 7 décembre 1989.* Abstract 186/P13, p. 136.

Azoulay-Dupuis E., Vallée E., Bedos J.P., Muffat-Joly M., Pocidalo J.J. — Prophylactic and therapeutic activities of azithromycin in a mouse model of pneumococcal pneumonia. *Antimicrob. Agents Chemother.*, 1991a, *35*, 1024-28.

Azoulay-Dupuis E., Vallée E., Veber B., Pocidalo J.J. — Activity of RP-59500, a new semi-synthetic streptogramin in mouse pneumonia induced by a macrolide-resistant strain of *Streptococcus pneumoniae.* In : *Program and Abstracts of the 31th Interscience Conference on Antimicrobial Agents and Chemotherapy, Chicago,* 1991b. Abstract 902.

Barza M. — A critique of animal models in antibiotic research. *Scand. J. Infect. Dis.* (suppl.). 1978, *14*, 109-117.

Bedos J.P., Azoulay-Dupuis E., Vallée E., Veber B., Pocidalo J.J. — Individual efficacy of clarithromycin (A-56268) and its major human metabolite 14-hydroxyclarithromycin (A-62671) in experimental pneumococcal pneumonia in the mouse. *J. Antimicrob. Chemother.*, 1992, *29*, 677-685.

Bertram M.A., Inderlied C.B., Yadegar S., Kolanoski P., Yamada J.K., Young L.S. — Confirmation of the beige mouse model for the study of disseminated infection with *Mycobacterium avium* complex. *J. Infect. Dis.*, 1986, *154*, 194-195.

Chantot J.F., Bryskier A., Gasc J.G. — Antibacterial activity of roxithromycin : a laboratory evaluation. *J. Antibiot.*, 1986, *39*, 660-668.

Chin N.X., Yan S.D., Gu J.W., Neu H.C. — Evaluation of clarithromycin and its 14-hydroxy metabolite in treatment of *Haemophilus influenzae* otitis media in a gerbil model. In : *Abstracts of the 17th International Congress of Chemotherapy, Berlin, 1991.* Abstract 190.

Cleeland R., Grunberg E. — Laboratory evaluation of new antibiotics *in vitro* and in experimental animal infections. In : *Antibiotics in laboratory medecine, 2nd ed.*, Lorian, V. ed., Williams & Wilkins, Baltimore, 1986, 825-876.

Dalhoff A., Ullmann U. — Correlation between pharmacokinetics, pharmacodynamics and efficacy of antibacterial agents in animal models. *Europ. J. Clin. Microbiol. Infect. Dis.*, 1990, *9*, 479-487.

Esposito A.L., Pennington J.E. — Effects of aging on antibacterial mechanisms in experimental pneumonia. *Am. Rev. Respir. Dis.*, 1983, *128*, 662-667.

Esposito A.L., Pennington J.E. — Experimental pneumonia due to *Haemophilus influenzae.* Observations on pathogenesis and treatment. *J. Infect. Dis.*, 1984, *149*, 728-734.

Fernandes P.B., Bailer R., Swanson R., Hanson C.W., McDonald E., Ramer N., Hardy D., Shipkowitz N., Bower R.R., Gade E. — *In vitro* and *in vivo* evaluation of A-56268 (TE-031), a new macrolide. *Antimicrob. Agents Chemother.*, 1986, *30*, 865-873.

Fernandes P.B., Hardy D., Bailer R., McDonald E., Pintar J., Ramer N., Swanson R., Gade E. — Susceptibility testing of macrolide antibiotics against *Haemophilus influenzae* and correlation of *in vitro* results with *in vivo* efficacy in a mouse septicemia model. *Antimicrob. Agents Chemother.*, 1987, *31*, 1243-1250.

Fernandes P.B., Hardy D.J., McDaniel D., Hansen C.W., Swanson R.N. — *In vitro* and *in vivo* activities of clarithromycin against *Mycobacterium avium. Antimicrob. Agents Chemother.*, 1989, *33*, 1531-1534.

Fulghum R.S., Brinn J.E., Smith A.M., Daniel III H.J., Loesche P.J. — Experimental otitis media in gerbils and chinchillas with *Streptococcus pneumoniae, Haemophilus influenzae,* and other aerobic and anaerobic bacteria. *Infect. Immun.*, 1982, *36*, 802-810.

Giebink G.S. — The microbiology of otitis media. *Pediatric Infect. Dis. J.*, 1989, *8*, S18-S20.

Giebink G.S., Meyerhoff W.L., Cantekin E.I. — Animal models of otitis media. In : *Experimental models in antimicrobial chemotherapy, 1986,* Zak O., Sande M.A., eds. Academic Press, London, vol. 1, 1986, 213-236.

Giebink G.S., Payne E.E., Mills E.L., Juhn S.K., Quie P.G. — Experimental otitis media due to *Streptococcus pneumoniae :* immunopathogenic response in the chinchilla. *J. Infect. Dis.*, 1976, *134*, 595-604.

Girard A.E., Cimochowski C.R., Faiella J.A., Girard D. — Correlation of increased azithromycin levels with phagocyte infiltration into sites of infection. In : Program and Abstracts of the 30th Interscience *Conference on Antimicrobial Agents and Chemotherapy, Atlanta, 1990,* abstract 762.

Girard A.E., Girard D., Retsema J.A. — Correlation of the extravascular pharmacokinetics of azithromycin with *in vivo* efficacy in models of localized infection. *J. Antimicrob. Chemother.*, 1990, *25* (suppl. A), 61-71.

Girard A.E., Girard D., English A.R., Gootz T.D., Cimochowski C.R., Faiella J.A., Haskell S.L., Retsema J.A. — Pharmacokinetic and *in vivo* studies with azithromycin (CP, 62, 993), a new macrolide with an extended half-life and excellent tissue distribution. *Antimicrob. Agents Chemother.*, 1987, *31*, 1948-1954.

Gladue R.P., Bright G.M., Isaacson R.E., Newborg M.F. — *In vitro* and *in vivo* uptake of azithromycin (CP, 62, 993) by phagocytic cells : possible mechanism of delivery and release at sites of infection. *Antimicrob. Agents Chemother.*, 1989, *33*, 277-282.

Hardy D.J., Swanson R.N., Rode R.A., Marsh K., Shipkowitz N.L., Clement J.J. — Enhancement of the *in vitro* and *in vivo* activities of clarithromycin against *haemophilus influenzae* by 14-hydroxy-clarithromycin, its major metabolite in humans. *Antimicrob. Agents Chemother.*, 1990, *34*, 1407-1413.

Hardy D.J., Swanson R.N., Shipkowitz N.L., Freiberg L.A., Lartey P.A., Clement J.J. — *In vitro* activity and *in vivo* efficacy of a new series of 9-deoxo-12 deoxy-9,12-epoxyerythromycin A derivatives. *Antimicrob. Agents Chemother.*, 1991, *35*, 922-928.

Inderlieb C.B., Kolonoski P.T., Wu M., Young L.S. — *In vitro* and *in vivo* activities of azithromycin (CP, 62, 993) against the *Mycobacterium avium* complex. *J. Infect. Dis.*, 1989, *159*, 994-997.

Ji B., Lounis N., Truffot-Pernot C., Grosset J.H. — Susceptibility of the immunocompetent, beige and nude mice to *Mycobacterium avium* infection and response to clarithromycin. In : *Program and Abstracts of the 31th Interscience Conference on Antimicrobial Agents and Chemotherapy, Chicago, 1991,* abstract 291.

Kirst H.A., Sides G.D. — New directions for macrolide antibiotics : pharmacokinetics and clinical efficacy. *Antimicrob. Agents Chemother.*, 1989a, *33*, 1419-1422.

Kirst H.A., Sides G.D. — New directions for macrolide antibiotics : structural modifications and *in vitro* activity. *Antimicrob. Agents Chemother.*, 1989b, *33*, 1413-1418.

Klein J.O. — Otitis media. In : *Respiratory infections : diagnosis and management,* 1989, 2nd ed., Pennington J.E. ed., Raven Press, New York, 1989, 130-141.

Kunz S., Hengstler B., Tarcsay L., Schumann G., O'Reilly T., Zak O. — Effect of liposomal muramyltripeptide (MTP-PE) in mice susceptible to experimental bacterial infections. In : *Program and Abstracts of the 30th Interscience Conference on Antimicrobial Agents and Chemotheray,* Houston, 1989, abstract 1210.

Lechner U., Appel K.R., Woitun E., Maier R. — Dirythromycin, a new long-acting macrolide, the *in vitro* and *in vivo* properties in comparison with erythromycin. In : *Program and Abstracts of the 28th Interscience Conference on Antimicrobial Agents and Chemotherapy,* Los Angeles, 1988, abstract 918.

Lukehart S.A., Bker-Zander S.A. — Roxithromycin (RU 965) : effective therapy for experimental syphilis infection in rabbits. *Antimicrob. Agents Chemother.*, 1987, *31,* 187-190.

Lukehart S.A., Fohn M.M.J., Baker-Zander S.A. — Efficacy of azithromycin for therapy of acute syphilis in the rabbit model. *J. Antimicrob. Chemother.*, 1990, *25* (suppl. A), 91-99.

Masur H., Tuazon C., Gill V., Grimes G., Baird B., Fauci A.S., Lane H.C. — Effect of combined clofazimine and ansamycin therapy on *Mycobacterium avium-Mycobacterium intracellulaire* bacteremia in patient with AIDS. *J. Infect. Dis.*, 1987, *155,* 127-129.

Moxon E.R., Chir B. — Experimental studies of *Haemophilus influenzae* in a rat model. In : *Haemophilus influenzae : epidemiology, immunology and prevention of disease,* 1982, Sell S.H., Wright P.F. eds., Elsevier, New York, 1982, 59-71.

Muraoka H., Tsuji A., Ogawa M., Goto S. — *In vitro* and *in vivo* antibacterial activity of roxythromycin against Gram positive pathogens. *British J. Clin. Pract.*, 1988, *42* (suppl. 55), 7-9.

Orel J.D. — The treatment of chlamydial and mycoplasmal infections of the genital tract with macrolides. In : *Macrolides : a review with an outlook on future developments,* 1986, Butzler J.P., Kabayashi N. eds., Excerpta Medica, Amsterdam, 1986, 74-80.

Paton D.L., Landers D.V., Schachter J. — Experimental chlamydia trachomatis salpingitis in mice : initial studies on the characterization of the leucocyte response to chlamydial infection. *J. Infect. Dis.*, 1989, *159,* 1105-1110.

Pennington J.E. — Animal models of pneumonia for evaluation of antimicrobial therapy. *J. Antimicrob. Chemother.*, 1985, *16,* 1-6.

Pennington J.E. — Community-acquired pneumonia and acute bronchitis. In : *Respiratory infections : diagnosis and management,* 1989, 2nd ed., Pennington J.E., ed., Raven Press, New York, 1989, 159-170.

Pocidalo J.J., Albert F., Desnottes J.F., Kernbaum S. — Intraphagocytic penetration of macrolides : *in vivo* comparison of erythromycin and spiramycin. *J. Antimicrob. Chemother.*, 1985, *16* (suppl. A), 167-173.

Retsema J.A., Girard A.E., Girard D., Milisen W.B. — Relationship of high tissue concentration of azithromycin to bactericidal activity and efficacy *in vivo. J. Antimicrob. Chemother.*, 1990, *25* (suppl. A), 83-89.

Rolin E., Bouveret E., Bouanchaud D.H. — Activité curative de l'adipate de spiramycine utilisé par voie parentérale dans la septicémie expérimentale de la souris. *Pathol. Biol.*, 1986, *34,* 476-478.

Rolin O., Bouanchaud D.H. — Activité antipneumococcique de l'érythromycine et de la spiramycine dans deux modèles expérimentaux chez la souris. *Pathol. Biol.*, 1987, *35,* 742-745.

Rolin O., Bouanchaud D.H. — Activité antipneumococcique de la pristamycine dans deux modèles expérimentaux chez la souris. In : *Macrolides et synergistines. Journées de l'hôpital Claude Bernard,* 1988, Pocidalo J.J., Vachon F., Coulaud J.P., Vildé J.P. eds., Arnette, Paris, 1988, 119-124.

Scheld — Experimental animal models for bacterial meningitis. In : *Experimental models in antimicrobial chemotherapy,* 1986, Zak O., Sande M.A. eds., vol. 1, Academic Press, London, 1986, 139-186.

Schroeter A.L., Lucas J.B., Price E.V., Falcone V.H. — Treatment for early syphilis and reactivity of serologic tests. *J. Am. Med. Assoc.*, 1972, *221,* 471-476.

Smith A.L. — *Haemophilus influenzae* pneumonia. In : *Respiratory infections : diagnosis and management,* 1989, 2e ed., Pennington J.E. ed., Raven Press, New York, 1989, 364-380.

Suwa T., Yoshida H., Yoshitoni S., Kamei K. — Metabolism of TE-031 (A-56268), a new macrolide antibiotic in rat, dog and man. In : *Program and Abstracts of the 26th Interscience Conference on Antimicrobial Agents and Chemotherapy, New Orleans,* 1986, abstract 414.

Swenson C.E., Sung M.L., Schachter J. — The effect of tetracycline treatment on chlamydial salpingitis and subsequent fertility in the mouse. *Sex. Transm. Dis.*, 1985, *13,* 40-44.

Toews G.B., Viroslav S., Hart D.A., Hansen E.J. — Pulmonary clearance of encapsulated and unencapsulated *Haemophilus influenzae* strains. *Infect. Immun.*, 1984, *45,* 437-442.

Tsuboi Y., Sakoda T., Mitsuhashi S. — *In vitro* and *in vivo* antibacterial activity of roxithromycin. *Br. J. Clin. Pract.*, 1988, *42* (suppl. 55), 30-32.

Vallée E., Azoulay-Dupuis E., Bergogne-Bérézin E., Pocidalo J.J. — Bactericidal activity of azithromycin in an experimental of *Haemophilus influenzae* (Hi) pulmonary infection in aged mice. In : Program and Abstracts of the 30th Interscience Conference on Antimicrobial *Agents and Chemotherapy,* Atlanta, 1990, abstract 528.

Vallée E., Azoulay-Dupuis E., Pocidalo J.J., Bergogne-Bérézin E. — Activity and local delivery of azithromycin in a mouse model of *Haemophilus influenzae* lung infection. *Antimicrob. Agents Chemother.*, 1992, *36,* 1412-1417.

Veber B., Azoulay-Dupuis E., Vallée E., Pocidalo J.J. — Correlation between efficacy and pharmacokinetics of macrolides in infected lung. Elimination half-life as a predictor of drug efficacy. In : *Program and Abstracts of the 31th Interscience Conference on Antimicrobial Agents and Chemotherapy,* Chicago, 1991, abstract 508.

Woodhead M.A., MacFarlane J.T., MacCracken J.S., Rose D.H., Finch R.G. — Prospective study of the aetiology and outcome of pneumonia in the community. *Lancet,* 1987, *1,* 671-674.

Young L.S., Inderlied C., Berlin O.G., Gottlieb M.S. — Mycobacterial infections in AIDS patients, with an emphasis on the *Mycobacterium avium* complex. *Rev. Infect. Dis.*, 1986, *8,* 1024-1033.

Young R.A., Gonzalez J.P., Sorkin E.M. — Roxithromycin. A review of its antibacterial activity, pharmacokinetic properties and clinical efficacy. *Drugs,* 1989, *37,* 8-41.

Zak O., O'Reilly T. — Animal models as predictors of the safety and efficacy of antibiotics. *Eur. J. Clin. Microbiol. Infect. Dis.*, 1990, *9,* 472-478.

Zak O., Sande M.A. — Introduction : the role of animal models in the evaluation of new antibiotics. In : *Experimental models in antimicrobial chemotherapy,* 1986, Zak O., Sande M.A. eds. Academic Press, London, 1986, vol. 1, 1-5.

Zak O. — Scope and limitations of experimental chemotherapy. *Experientia,* 1980, *36,* 479-483.

Zana J., Muffat-Joly M., Thomas M., Orfila J., Salat-Baroux J., Pocidalo J.J. — Roxithromycin treatment of mouse chlamydial salpingitis and protective effect on fertility. *Antimicrob. Agents Chemother.*, 1991, *35,* 430-435.

Zana J.D., Thomas M., Muffat-Joly M., de Brux J., Pocidalo J.J., Orfila J., Carbon C., Salat-Baroux J. — An experimental model for salpingitis due to *Chlamydia trachomatis* and residual tubal fertility in the mouse. *Hum. Reprod.*, 1990, *5,* 274-278.

Évaluation expérimentale de l'activité *in vitro* et *in vivo* des antibiotiques sur les *Chlamydia*

J. ORFILA

Les *Chlamydia* sont de petites bactéries à développement intra cellulaire obligatoire. Elles ne peuvent se multiplier qu'à l'intérieur d'une vacuole intracytoplasmique selon un cycle complexe de multiplication : le corps élémentaire infectieux à ADN condensé pénètre à l'intérieur de la cellule hôte par phagocytose et se transforme en corps réticulé capable de se multiplier par fission binaire. Après 18 à 24 h certains corps réticulés se transforment en corps élémentaires. L'accumulation de ces différentes particules toujours à l'intérieur d'une vacuole forme l'inclusion. Trois espèces sont maintenant connues : *C. trachomatis, C. psittaci* et *C. pneumoniae.*

L'étude expérimentale de l'action des antibiotiques sur les *Chlamydia* peut se faire *in vitro* et *in vivo* en utilisant des modèles animaux.

Etude *in vitro*

La nature de parasite intracellulaire obligatoire impose pour l'étude *in vitro* de l'activité des antibiotiques une technique particulière utilisant des cellules réceptrices vivantes.

Par analogie avec l'antibiogramme de germes banals une concentration minimale inhibitrice (CMI) et une concentration minimale bactéricide (CMB) peuvent être déterminées.

Laboratoire de Bactériologie, C.H.R. d'Amiens, place V. Pauchet, 80054 Amiens Cedex 1.

La CMI sera la concentration pour laquelle la croissance du germe est totalement inhibée, c'est-à-dire celle pour laquelle aucune inclusion n'est mise en évidence.

La CMB se réfère à la disparition de l'infectivité et ne sera étudiée qu'après un ou plusieurs passages de cellules infectées en culture cellulaire sans antibiotique.

La technique d'étude d'un antibiotique *in vitro* est simple : des couches monocellulaires sont inoculées avec une dilution donnée d'une souche chlamydienne. Après un temps de latence des dilutions croissantes d'antibiotique sont ajoutées. Des cellules ne recevant pas l'antibiotique servent de témoin. A des temps déterminés le nombre d'inclusions est notée pour chaque dilution, leur diminution par rapport au témoin permet d'évaluer l'activité de l'antibiotique [1].

Différents facteurs vont intervenir dans le résultat final et de très grandes variations dans la méthodologie utilisée existent d'un laboratoire à l'autre rendant la comparaison des résultats impossible. C'est ainsi que les différents facteurs à considérer sont [2] :

— la souche cellulaire : il s'agit généralement de cellule HeLa ou de McCoy pour *C. trachomatis* et *C. psittaci,* de HL pour *C. pneumoniae.* En plus de la nature de la souche cellulaire utilisée, son état nutritionnel et sa place de développement interviennent également ;

— la taille de l'inoculum ;

— le traitement des cellules par le DEAE, Dextran, irradiation-cycloheximide ;

— la provenance de la souche : souche de référence ou souche fraîchement isolée au laboratoire ;

— le moment de l'addition de l'antibiotique : certains auteurs ajoutent l'antibiotique au moment de l'inoculation des bactéries, d'autres laissent s'écouler un temps qui varient de 3 heures à 24 heures ;

— le moment de la lecture : il peut être de 24, 48 ou 72 heures ;

— la méthode utilisée pour la révélation de l'inclusion : ce peut être l'iode révélant le glycogène des inclusions à *C. trachomatis,* le Giemsa, et plus fréquemment maintenant, l'immunofluorescence directe ou indirecte utilisant un anticorps monoclonal spécifique, soit du genre *Chlamydia,* soit de l'espèce étudiée.

La détermination du point final peut être difficile ou même impossible avec certains antibiotiques qui, comme les pénicillines, donnent des inclusions de morphologie anormale ou comme les quinolones et les macrolides des particules dispersées dans le cytoplasme [3].

Le nombre de cellules examinées : ce dernier point est d'une importance majeure car il détermine l'expression du résultat. En effet, si la lecture porte sur de très nombreux champs microscopiques, des cellules infectées seront toujours mises en évidence quel que soit l'antibiotique étudié. Le résultat ne pourra donc pas être exprimé en concentration minimale inhibitrice (CMI). Au contraire, si un nombre relativement limité de champs microscopiques est lu, aucune cellule infectée ne sera détectée et une CMI pourra être donnée. Pour certains, la CMI est définie comme la concentration à laquelle le nombre d'inclusions à déterminer est de 50 % par rapport au témoin.

La multiplicité des facteurs intervenant dans l'établissement d'un antibiogramme de *Chlamydia* et la non-standardisation d'une technique de référence explique les différences pouvant exister entre différents laboratoires.

Les résultats soulignent deux points importants ;

• la sensibilité aux antibiotiques est la même pour les trois espèces et dans l'ensemble pour les différents sérovars étudiés [4] ;

• malgré les différences, il est possible de classer les antibiotiques en trois grands groupes [5] :
— ceux qui sont très actifs entraînant la disparition des inclusions à une dose compatible avec leur utilisation *in vivo,*
— ceux qui sont moyennement actifs pour lesquels la disparition des inclusions n'est pas totale,
— ceux qui sont totalement inactifs (Tabl. I).

Il ne semble pas exister de résistance acquise. Cependant, Jones utilisant un inoculum très riche a mis en évidence l'existence pour certains souches d'une multirésistance. L'importance de ce fait en clinique n'a pas été démontrée [6].

Tableau I

Activités in vitro *de différents antibiotiques sur les* Chlamydia

Activité élevée		Activité moyenne	Inactivité
Rifampicine	Clarythromycine	Ampicilline	Spectinomycine
Doxycycline	Azithromycine	Mécillinam	Acide Oxolinic
Lymécycline	Spiramycine	Pénicilline	Triméthoprime
Minocycline	Pyostacine	Clindamycine	Céfuroxine
Oxytétracycline	Péfloxacine	Amoxycilline	Lincomycine
Érythromycine (base et lactobionate)	Ofloxacine	Céphaloridine	Vancomycine
	Loméfloxacine-ciprofloxacine	Sulphaméthoxazole	Métronidazole
Josamycine	Sparfloxacine*	Chloramphénicol	Gentamycine
Roxithromycine	Dirithromycine*		Kanamycine
			Bacétraccine

* Non encore sur le marché.

Étude expérimentale *in vivo*

Comme pour une bactérie banale l'activité *in vitro* d'un antibiotique n'a pas comme corollaire sa capacité d'éradiquer le germe responsable. De très nombreux facteurs liés à l'hôte peuvent intervenir. Il est donc crucial d'utiliser un modèle animal.

Le choix du modèle est fonction de l'espèce chlamydienne que l'on veut étudier. Le tableau II tiré de la revue générale de Taylor Robinson résume l'ensemble des travaux réalisés ce jour [7].

Tableau II

Modèles animaux des infections chlamydiennes d'après Taylor-Robinson

Pathologie	Animal	Espèce chlamydienne
Infection systémique après injection intra-péritonéale	Souris	*C. psittaci*
Conjonctivite	Babouin Singe	C. trachomatis C. trachomatis
	Chat Chat	C. trachomatis C. psittaci
	Cobaye	C. psittaci
Pneumonie	Babouin Souris Chat Porc	C. trachomatis C. trachomatis (MPn) C. psittaci C. psittaci C. psittaci
Vaginite	Ouistiti Chat Souris Chat Cobaye	C. trachomatis C. trachomatis C. trachomatis C. psittaci C. psittaci
Cervicite	Ouistiti Souris Cobaye	C. trachomatis C. trachomatis C. psittaci
Salpingite	Singe Macaque Lapin Souris Chat Cobaye	C. trachomatis C. trachomatis C. trachomatis C. trachomatis C. psittaci C. psittaci
Urétrite	Chimpanzé Babouin Singe Rhésus Macaque Cobaye	C. trachomatis C. trachomatis C. trachomatis C. trachomatis C. psittaci
Épididymite	Singe Cobaye	C. trachomatis C. psittaci
Cystite	Cobaye	C. psittaci
Arthrite	Lapin Souris Macaque Lapin	C. trachomatis C. trachomatis C. psittaci C. psittaci

Il faut noter que pratiquement chaque type d'infection décrite chez l'homme a son homologue naturel mais que les cellules cibles de l'infection ne sont peut-être pas les mêmes pour les deux espèces.

Modèles expérimentaux à *C. psittaci*

Pour *C. psittaci* deux modèles ont été utilisés : la péritonite expérimentale de la souris : la souris OF1 est sensible à *C. psittaci.* Inoculée par voie intra péritonéale elle développe une maladie dont l'intensité est fonction de la dose infectante. Les souris reçoivent une dose léthale 100 de *C. psittaci* obtenue à partir de culture cellulaire McCoy infectées par une souche aviaire de *C. psittaci.* Les animaux sont alors répartis en différents lots de 20 souris chacun. L'un servant de témoin, les autres recevant 24 et 48 heures après l'inoculation de la dose léthale l'antibiotique à étudier [8]. Ce modèle a permis de montrer que parmi les antibiotiques actifs, les cyclines étaient plus efficaces que les macrolides.

L'étude des frottis de foie et de rate montre que la guérison clinique n'est pas suivie immédiatement par l'éradication du germe. Celle-ci est plus rapide pour les cyclines que pour les macrolides.

Mais cette maladie expérimentale ne présente pas d'analogie avec la maladie humaine et malgré la grande facilité de réalisation du modèle, il a paru utile de mettre au point d'autres modèles.

Le second modèle se rapprochant de l'infection humaine est celui de la pneumopathie expérimentale de la souris [9].

La technique d'inoculation par aérosol a été retenue permettant une répartition homogène de la suspension virulente. La mortalité est dépendante de la densité de la suspension en particules infectantes. Il existe également une relation entre la densité en particules infectantes et le délai moyen de mortalité.

Il apparaît une pneumonie d'évolution progressive avec extension de la périphérie du poumon vers les régions péribronchiques. Non traitée, l'infection devient systémique avec présence de germes au niveau du foie et de la rate. Chez les souris survivantes, on observe une persistance de lésion parenchymate.

Les antibiotiques sont administrés par voie orale à des doses en relation avec la pharmacocinétique de la molécule chez la souris. La mortalité est relevée matin et soir. Une étude bactériologique et histologique est réalisée.

Les DP50 des différents antibiotiques calculés à la fin du traitement sont les suivants :

Antibiotiques	**DP 50 mg/kg**
Minocycline	0,15
Doxycycline	0,45
Péfloxacine	80
Ofloxacine	18
Sparfloxacine	0,22
Érythromycine	23
Roxithromycine	1,2

Modèles expérimentaux à *C. trachomatis*

Le pouvoir pathogène expérimental de *C. trachomatis* est plus difficile à étudier à cause de la faible virulence de cette espèce. De tous les modèles proposés (macaque, cobaye, lapin) celui utilisant la souris est le plus performant pour l'évaluation de l'activité des antibiotiques : la souris en effet est immunologiquement bien définie et développe une maladie qui ressemble à celle de la femme. A cause de sa reproduction rapide elle permet une étude des conséquences de l'infection à *Chlamydia* sur la fertilité [10].

Salpingite à C. trachomatis

Tuffrey [11, 12] a mis au point un modèle de salpingite aiguë de la souris. L'inoculation d'une souche humaine de *C. trachomatis* se fait dans la bourse ovarienne de souris C3H/He. Pour suspendre le cycle ovarien et favoriser l'infection, toutes les souris femelles sont traitées avec de la progestérone (2,5 mg Depoprodazone) par voie sous-cutanée une semaine avec l'inoculation de *Chlamydia.* Les souris sont anesthésiées. Un accès direct au tractus génital se fait après incision paralombaire. Les deux bourses ovariennes sont inoculées avec 10 µl de suspension infectieuse (sérovar F 2.10^6 IFU/ml). Des témoins non infectés recouvrent le volume du milieu de culture, les plaies opératoires sont suturées.

Ce modèle permet l'étude de la cinétique des anticorps, des lésions du tractus génital, de l'imprégnation chlamydienne, et de la fertilité en surveillant les souris en expérience après leur mise au mâle pendant plusieurs semaines. Quelques jours plus tard se développe une salpingite aiguë avec une réaction lymphocytaire péritubale à partir du 7e jour et une obturation de la lumière des trompes vers le 15e jour. Les *Chlamydia* disparaissent progressivement spontanément mais des séquelles tubaires persistent pouvant conduire à la stérilité. Aussi le critère d'efficacité d'un antibiotique sera son impact sur la fertilité.

Utilisant ce modèle, l'équipe de J.-J. Pocidalo [13] a évalué l'activité d'un traitement court de roxithromycine. Dans une première expérience, les souris sont traitées par voie sous-cutanée avec 25 mg/Kg de roxithromycine 2 fois par jour pendant 7 jours, 7 jours après l'infection.

Dans le groupe non traité, l'histologie montre des lésions sévères avec dans certains cas présence d'hydrosalpinx. La fertilité de ces souris est nulle. Dans le groupe traité, il n'y a pas ou très peu de lésions et toutes les souris sont fertiles. Le nombre de porteurs et de jeunes ne diffèrent pas significativement des souris non traitées. Dans une deuxième expérience, le traitement est commencé au 10e jour, les souris reçoivent une fois par jour soit 50 mg/Kg, soit 100 mg/Kg par voie cutanée.

Des résultats identiques sont obtenus avec peu ou pas de lésions chez les souris traitées et une fertilité quasi normale avec 100 mg/Kg. Avec 50 mg/Kg le nombre de petits par souris fertilisée réduit (2,2) par rapport au témoin (2,8).

J. Orfila *et coll.* utilisant ce même modèle ont fait une étude comparative de différentes molécules antibiotiques [14] : trois antibiotiques utilisables en clinique humaine permettent une conservation de la fertilité. La minocycline donne des résultats comparables à ceux obtenus pour les témoins non infectés, les animaux traités par l'ofloxacine donne un nombre de jeunes inférieur du quart alors que ce nombre est inférieur de 50 % pour la péfloxacine. Des résultats très encourageants ont été obtenus avec la sparfloxacine (Tabl. III) [15].

Tableau III

Nombre total de porteurs et de jeunes observés pendant 4 mois

	Portées	Jeunes
Témoins non inoculés	20	95
Minocycline 10 mg/kg	22	81
Péfloxacine 100 mg/kg	14	28
Ofloxacine 50 mg/kg	17	74
Sparfloxacine 5 mg/kg	32	172
Témoins inoculés	0	0

Tuffrey *et coll.* ont étudié l'action d'une dose unique d'azithromycine [16]. Les souris inoculées comme précédemment reçoivent oralement une dose unique d'azithromycine à des temps variant de une semaine avant l'infection à 2 semaines après l'infection. Aucune lésion n'est mise en évidence chez les souris traitées le jour de l'infection. L'inflammation est réduite ou inexistante quand les souris sont traitées les 10 jours qui suivent l'infection. Après ce délai, le traitement est inefficace à la dose de 60-80 mg/Kg. Avec 150 mg l'efficacité est meilleure.

Pneumopathie à C. trachomatis

S'il est certain que *C. trachomatis* est responsable de bronchopneumopathies du nouveau-né, son rôle chez l'adulte n'est pas bien élucidé. Certains auteurs ont donc tenté de mettre au point des modèles animaux d'infection de la sphère respiratoire. C'est généralement le sérovar murin de *C. trachomatis* qui a été utilisé soit par aérosol soit par voie intranasale. La souris développe une pneumopathie dont la taille et le nombre des lésions sont en relation avec l'importance de l'inoculum. L'évaluation des antibiotiques a été réalisée par Kramer *et coll.* [17], Kuo et Chen [18] et Hildebrandt [19]. Les antibiotiques sont administrés oralement 30 minutes après l'infection puis 1 fois par jour pendant 7 à 14 jours. Le critère d'activité est la DP50.

Les résultats sont résumés dans le tableau IV.

Beale administrant les drogues 24 h après l'infection et pendant 4 jours seulement confirme l'activité de l'amoxicilline et aussi de l'association amoxicilline-acide clavulanique qui donne des résultats identiques à ceux obtenus avec la minocycline [20].

L'intérêt de ces travaux est qu'ils démontrent l'activité *in vivo* de l'amoxicilline, ce qui peut paraître paradoxal et poser la question des modalités d'action de cet antibiotique sur les *Chlamydia.*

Tableau IV

Antibiotiques	DP 50 mg/kg
Amoxicilline	6,1
Ampicilline	> 90
Oxytétracycline	26,7
Doxycycline	1,5
Lactobionate d'érythromycine	27,4
Stéarate d'érythromycine	5
Sulfaméthoxazole	18,2
— triméthroprime	
Thiamphénicol	22,7

Ils soulignent aussi l'intérêt d'un modèle animal puisque *in vitro* l'activité de l'amoxicilline est médiocre.

BIBLIOGRAPHIE

[1] **Ridgway G.L., Owen J.M., Oriel J.D.** — A method for testing the antibiotic susceptibility of *Chlamydia trachomatis* in a cell culture system. *J. Antimicrobial. Chemoth.*, 1976, *2*, 71-76.

[2] **Laurans G., Orfila J., Haider F.** — Méthodes d'étude de la sensibilité aux antibiotiques de *Chlamydia trachomatis. Rev. Intern. du Trachrome,* 1982, *2/3,* 93-106.

[3] **Hammerschlag M.R., Gleyzer A.** — *In vitro* activity of a group of broad-spectrum cephalosporins and other β-lactam antibiotics against *Chlamydia trachomatis. Antimicrob. Agents Chemoth.*, 1983, *23*, 493-494.

[4] **Gnarpe H.** — Sensitivity of clinical chlamydial isolates to various antimicrobials. *Genital Infections,* 1975, 105-107.

[5] **Bowie W.R.** — *In vitro* and *in vivo* efficacy of antimicrobials against *Chlamydia trachomatis. Infection,* 1982, *10,* Suppl. 1, S46-S52.

[6] **Jones R.B., Van der Pol B.** — *Chlamydia trachomatis* resistant to multiple antibiotics. *In :* « Chlamydial infection », Ed. by Bowie, Cambridge University Press, 1989, 519-522.

[7] **Taylor-Robinson D.** — The role of animal models in chlamydial research. *In :* « Chlamydial infections », Oriel D., Ridgway G., Schachter J., Taylor-Robinson D., Ward M., eds. Cambridge University Press, 1986, 356-366.

[8] **Orfila J., Abong T.** — Infections expérimentales à *Chlamydia* chez la souris. Activité des macrolides. *Méd. Mal. Infect.*, 1985, N° spécial, 52-57.

[9] **Schmidt J.L., Sevestre H., Bissac E., Maumene J., Orfila J.** — Pneumonie expérimentale de la souris à *Chlamydia psittaci. Méd. Mal. Infect.*, 1989, *19,* 11bis, 711.

[10] **Swenson C.E., Donegan E., Schachter J.** — *Chlamydia trachomatis* induced salpingitis in mice. *J. Inf. Dis.*, 1983, *148,* n° 6, 1101-1107.

[11] **Tuffrey M., Falder P., Gale J., Taylor-Robinson D.** — Salpingitis in mice induced by human strains of *C. trachomatis. Brit. J. Exp. Pathol.*, 1986, *67,* 4, 605-616.

[12] **Tuffrey M., Falder P., Gale J., Quinn R., Taylor-Robinson D.** — Infertility in mice infected genitally with a human strain of *Chlamydia trachomatis. J. Reprod. Fert.*, 1986, *78,* 251-260.

[13] **Zana J., Muffat-Joly M., Thomas D., Orfila J., Salat-Baroux J., Pocidalo J.J.** — Roxithromycin treatment of mouse chlamydial salpingitis and protective effect on fertility. *Antimicrob. Agents Chemoth.*, 1991, *35,* 3, 430-435.

[14] **Thomas D., Orfila J., Bissac E.** — Impact of ofloxacin treatment on post chlamydial infertility in a mouse model. *Med. Mal. Inf.*, 1993, N° spécial, 1-3.

[15] **Orfila J., Thomas D., Bissac E.** — The salpingitis mouse model : evaluation of fluoroquinolone's activity on chlamydial infection and subsequent infertility. International Symposium on Bacterial Infection Models in Antimicrobial Chemotherapy, Helsinore (Danemark), 26-28 octobre 1992.

[16] **Tuffrey M., Woods C., Taylor-Robinson D.** — Effect of single oral dose of azithromycin on chlamydial salpingitis and fertility in mice. ICCAC.

[17] **Kramer M.J., Cleeland R., Brunberg E.** — Activity of oral Amoxicillin, Ampicillin and Oxytetracycline against infection with *Chlamydia trachomatis* in mice. *J. Inf. Dis.*, 1979, *139*, 6, 717-719.

[18] **Kuo C.C., Chen W.J.** — A mouse model of *Chlamydia trachomatis* pneumonitis. *J. Inf. Dis.*, 1980, *141*, 2, 198-202.

[19] **Hildebrandt J., Wenzel A., Walzl H.** —Evaluation of *Chlamydia trachomatis* lung infection in mice as a useful chemotherapeutic model. *In :* « Experimental bacterial and parasitic infections » Elsevier Science Publishing Co, 1983, 475-477.

[20] **Beale A.S., Faulds E., Hurn S.E., Tyler J., Slocombe B.** — Comparative activities of amoxycillin, amoxycillin/clavulanic acid and tetracyclin against *C. trachomatis* in cell culture and in an experimental mouse pneumonitis. *J. Antimicrob. Chemoth.*, 1991, *27*, 627-638.

Bases rationnelles du traitement des infections génitales à mycoplasmes

C. BEBEAR

La mise en cause des mycoplasmes dans les infections génitales remonte à 1937, date du premier isolement d'un mycoplasme à partir d'une infection humaine. Depuis cette époque, près de 15 variétés de mycoplasmes ont été isolées de prélèvements humains, principalement au niveau du tractus respiratoire et du tractus génital. Beaucoup sont de simples commensaux, d'autres peuvent avoir un pouvoir pathogène [6].

Microorganismes dépourvus de paroi, les mycoplasmes présentent des caractéristiques structurales et biologiques leur conférant une sensibilité particulière aux antibiotiques.

Ces propriétés et la nature des infections dans lesquelles ils sont mis en cause constituent les éléments de base permettant d'instaurer un traitement antibiotique adapté.

Les mycoplasmes génitaux

Les différentes espèces

A l'heure actuelle, au moins cinq espèces de mycoplasmes ont été mises en évidence de façon préférentielle dans le tractus génital humain. Parmi elles, deux espèces, *Ureaplasma urealyticum* et *Mycoplasma hominis,* sont très fréquentes. Les

Laboratoire de Bactériologie, Hôpital Pellegrin, place Amélie Raba Léon, 33076 Bordeaux Cedex.

autres, *M. genitalium, M. fermentans, M. penetrans,* sont très rares sinon exceptionnelles.

U. urealyticum, ancienne souche T (de « tiny » minuscule, en raison de la très petite taille de ses colonies) , a été décrit par Shepard en 1954 à partir de cas d'urétrites non gonococciques. Il en existe deux biovars [23] et 14 sérovars. *M. hominis* est la première espèce de mycoplasme isolée à partir d'une infection humaine, un abcès de la glande de Bartholin. Il en existe probablement sept sérovars.

M. genitalium [27] isolé pour la première fois en 1981 à partir de prélèvements urétraux chez des homosexuels, est un mycoplasme dont la culture est très lente et difficile. *M. fermentans,* décrit en 1952, puis oublié pendant quelques années, a retrouvé un regain d'intérêt avec sa mise en évidence dans le sang et différents prélèvements tissulaires profonds chez des sujets atteints de SIDA [2, 13]. *M. penetrans* est une nouvelle espèce découverte très récemment chez des sujets séropositifs pour le VIH [31]. Les difficultés du diagnostic biologique pour ces trois dernières variétés font que leur rôle est encore inconnu. Le développement des techniques de biologie moléculaire, notamment la PCR, en permettra peut-être une meilleure appréciation [9].

Sensibilité aux antibiotiques *in vitro*

Résistance intrinsèque

Les mycoplasmes présentent des caractéristiques originales qui expliquent leur résistance naturelle vis-à-vis d'un certain nombre d'antibiotiques. Dépourvus de peptidoglycane et de protéines de liaison à la pénicilline, tous les mycoplasmes sont résistants aux bêta-lactamines et à tous les antibiotiques agissant sur la biosynthèse de la paroi. Ils résistent également toujours à la rifampicine et aux polymyxines.

Des résistances intrinsèques caractéristiques de certaines espèces existent pour les macrolides et lincosamides. *M. hominis* et *M. fermentans* sont toujours résistants à l'érythromycine mais non à tous les macrolides tandis que *M. genitalium* et *U. urealyticum* y sont naturellement sensibles. A l'inverse, *M. hominis* et *M. fermentans* sont sensibles à la lincomycine à laquelle *U. urealyticum* est résistant.

Antibiotiques potentiellement actifs

Tétracyclines, macrolides et apparentés, fluoroquinolones sont les principales familles d'antibiotiques actives *in vitro* sur les mycoplasmes génitaux. Les valeurs habituelles décrites pour les CMI sont indiquées dans le tableau I pour les deux espèces les plus fréquentes.

1) *U. urealyticum*

Des résistances acquises aux tétracyclines ont été décrites chez *U. urealyticum.* Elles concernent moins de 5 % des souches en France à l'heure actuelle [3]. Il s'agit d'une résistance croisée à toutes les tétracyclines, due à l'acquisition par le

Tableau I

Activités in vitro *de différents antibiotiques vis-à-vis des mycoplasmes génitaux*

Antibiotiques	Écart des CMI (µg/ml)	
	U. urealyticum	*M. hominis*
Tétracycline*	0,5 - 2	0,25- 1
Doxycycline*	0,02- 1	0,02- 0,05
Minocycline*	0,02- 1	0,02- 1
Érythromycine	0,5 - 4	≥ 128
Roxithromycine	0,1 - 2	> 16
Clarithromycine	0,02- 0,2	16 -≥ 128
Azithromycine	0,5 - 4	4 - 64
Josamycine	0,1 - 1	0,05- 0,1
Lincomycine	8 - 256	0,2 - 1
Clindamycine	0,5 - 16	0,02- 0,05
Pristinamycine	0,1 - 1	0,1 - 0,5
Péfloxacine	0,5 - 8	0,5 - 2
Ciprofloxacine	1 - 16	0,1 - 1
Ofloxacine	0,2 - 2	0,2 - 2
Sparfloxacine	0,1 - 0,5	≤ 0,01
Chloramphénicol	0,4 - 3,1	0,5 - 0,8
Spectinomycine	0,8 - 3,1	12,5 -200

* Souches sensibles.

mycoplasme du déterminant *tet*M [5, 21]. Les valeurs des CMI indiquées dans le tableau concernent les souches sensibles aux tétracyclines.

Les valeurs obtenues pour les macrolides sont voisines des concentrations critiques [4, 18]. Des résistances acquises à l'érythromycine ont été décrites [15]. L'évaluation de la sensibilité d'*U. urealyticum* à l'érythromycine est difficile, celle-ci étant l'antibiotique dont l'activité *in vitro* est la plus altérée par les conditions de culture exigées par *U. urealyticum* (milieu à pH 6 renfermant 20 % de sérum). La clarithromycine est le produit le plus actif [16].

U. urealyticum est résistant à la lincomycine, à la clindamycine et sensible à la pristinamycine.

Parmi les fluoroquinolones, la plus active est la sparfloxacine suivie par l'ofloxacine [10, 11, 17-19].

2) *M. hominis*

Des réactions acquises aux tétracyclines sont également décrites. Elles concernent en France environ 5 % des souches [3] et sont dues à la présence du déterminant *tet*M [22]. Les CMI rapportées dans le tableau I concernent ici aussi les souches sensibles.

Des macrolides actuellement disponibles, seule la josamycine est active [4], de même que lincomycine, clindamycine et pristinamycine. La sparfloxacine est la fluoroquinolone donnant les CMI les plus basses [17].

3) Autres espèces

Les résultats concernant les autres espèces de mycoplasmes génitaux sont fragmentaires et ne concernent qu'un petit nombre de souches.

M. genitalium a une sensibilité aux antibiotiques identique à celle de *M. pneumoniae.* Toutes les souches étudiées sont sensibles aux tétracyclines, aux macrolides et à la pristinamycine [20]. La sparfloxacine est la fluoroquinolone la plus active. Les valeurs de CMI obtenues avec *M. fermentans* sont comparables à celles de *M. hominis.* Il existe très peu d'informations sur la sensibilité de *M. penetrans.*

4) Effet bactériostatique ou bactéricide

Quel que soit le mycoplasme en cause, la plupart des antibiotiques ont simplement un effet bactériostatique, à l'exception semble-t-il des fluoroquinolones.

Espèces commensales au pathogènes ?

Présence à l'état commensal

Cette présence n'est connue que pour *U. urealyticum* et *M. hominis.* Les deux espèces appartiennent à la flore commensale des voies génitales. Leur présence, intermittente, varie avec de nombreux paramètres.

La colonisation du nouveau-né se fait au moment de l'accouchement. Près de 50 % des bébés seraient colonisés. Ce portage transitoire disparaît en quelques mois puis réapparaît après la puberté. La fréquence d'isolement varie avec de nombreux paramètres, l'âge, le niveau socio-économique, la race, l'activité sexuelle, l'état hormonal.

Chez la femme, la colonisation est plus élevée pour *U. urealyticum* que pour *M. hominis.* Entre 40 et 75 % des femmes jeunes asymptomatiques seraient porteuses d'*U. urealyticum* au niveau vaginal contre 9 à 17 % [1] pour *M. hominis.* Les mycoplasmes génitaux seraient plus fréquents pendant la deuxième partie du cycle menstruel, la grossesse et diminuent après la ménopause.

Chez l'homme, la colonisation est moins fréquente. Elle varie de 19 à 45 % pour *U. urealyticum* et de 0 à 14 % pour *M. hominis* [1].

La présence des mycoplasmes génitaux à l'état commensal et les variations souvent grandes du taux de colonisation expliquent les ambiguïtés rencontrées dans l'appréciation de leur pouvoir pathogène.

Pathogénie

Les mécanismes permettant aux mycoplasmes génitaux d'exercer leur pouvoir pathogène sont partiellement connus. Des propriétés d'adhésion ont été décrites pour certains sérovars d'*U. urealyticum* (adhésion aux cellules HeLa, aux spermatozoïdes), pour *M. hominis* et pour *M. genitalium*. Certaines espèces telles que *M. hominis* et *M. penetrans* seraient capables de pénétrer à l'intérieur des cellules, propriété que l'on croyait absente chez les mycoplasmes. Diverses activités enzymatiques (uréase et IgA protéase pour *U. urealyticum*, phospholipase pour *U. urealyticum* et *M. hominis*) et la production de certains métabolites expliquent également en partie ce pouvoir pathogène. On ignore à l'heure actuelle si certains sérovars ou biovars ont un pouvoir pathogène particulier.

Le statut immunitaire de l'hôte joue probablement un rôle important dans le déterminisme de l'infection. L'utilisation de modèles expérimentaux animaux a montré l'influence de l'état hormonal [12].

Les infections provoquées par les mycoplasmes génitaux

Seules les infections à symptomatologie génitale prédominante seront envisagées à l'exclusion du rôle éventuel des mycoplasmes au cours du SIDA.

Infections masculines

U. urealyticum est responsable de 15 à 20 % des urétrites non gonococciques. Son rôle a été affirmé sur divers arguments, y compris l'inoculation expérimentale à des volontaires. En pratique courante, la distinction entre présence à l'état commensal ou comme agent responsable d'une infection est basée sur des arguments quantitatifs. Sa responsabilité dans les épididymites a été décrite mais demeure rare. Dans les prostatites elle est aléatoire. *M. hominis* ne joue pas de rôle évident dans ces tableaux. Par contre, *M. genitalium* est semble-t-il retrouvé par PCR dans plusieurs enquêtes avec une fréquence voisine de 10 % dans des uréthrites récurrentes. Sa responsabilité demeure à préciser en raison de la fréquence des associations de microorganismes pathogènes.

Infections gynécologiques

M. hominis est l'espèce la plus fréquemment en cause. Le rôle d'*U. urealyticum* est plus restreint. Les tableaux cliniques observés sont variés, infections basses ou hautes (Tabl. II).. La difficulté principale pour apprécier leur responsabilité dans les infections hautes vient de ce qu'il est rare de pouvoir les isoler à partir du site infecté et que seule une petite partie des femmes colonisées dans leurs voies génitales basses présentent une infection haute à mycoplasmes [12].

Syndromes urétraux, vaginoses

Le rôle d'*U. urealyticum* dans les syndromes urétraux de la femme est plausible mais non certain.

Le problème de la vaginose bactérienne est complexe. *M. hominis* y est fréquemment isolé et en quantité plus importante que chez des femmes asympto-

Tableau II

Rôle des mycoplasmes dans les infections génitales [26]

	U. urealyticum	*M. hominis*
Infections masculines		
urétrites	+	-
prostatites chroniques	-	-
épididymites	+	-
Infections gynécologiques		
syndromes urétraux	±	-
vaginoses	-	±
cervicites	-	-
endométrites	+	+
salpingites	±	+
Troubles de la reproduction		
stérilités	±	± (1)
chorioamniotites	+	-
poussées fébriles post-partum/abortum	+	+
Infections néonatales	+	+

+ : Rôle prouvé.
± : Association mais rôle non prouvé.
- : Pas d'association.
(1) : Séquelles de salpingites.

matiques, mais sa contribution au processus pathologique n'est pas claire. Des modifications concernant *U. urealyticum* ont également été notées au cours de la vaginose bactérienne (prévalence et concentration vaginale accrues). Ceci ne permet pas de mettre en cause *U. urealyticum* dans la vaginose, mais celle-ci constituerait peut-être, au cours de la grossesse, un facteur de risque favorisant l'invasion chorioamniotique par les mycoplasmes [7].

Endométrites, salpingites

M. hominis est très probablement la cause de salpingites et inflammations pelviennes. Certaines études ont pu détecter sa présence au niveau de l'endomètre et de prélèvements tubaires de près de 10 % de femmes présentant une salpingite prouvée à la cœlioscopie. Son rôle est prouvé par la réponse sérologique [8]. Cependant, la proportion de cas provoqués par ce mycoplasme est mal connue de même que son rôle précis, pathogène primaire ou agent de surinfection se greffant sur des lésions préalables.

U. urealyticum est responsable d'endométrites. *M. genitalium* a été mis en cause au cours de salpingites sur des arguments sérologiques.

Les mycoplasmes ne semblent pas jouer de rôle notable dans la survenue de cervicites.

Troubles de la reproduction

M. hominis et plus particulièrement *U. urealyticum* ont été mis en cause [25]. Le rôle d'*U. urealyticum* dans les stérilités du couple est controversé. Aucun argument décisif ne permet de conclure. Au cours de la grossesse les mycoplasmes peuvent coloniser l'endomètre et, par voie ascendante ou par voie hématogène, membranes fœtales, liquide amniotique et tissus fœtaux. *U. urealyticum* est responsable d'un certain nombre de cas de chorioamniotites. Très fréquemment retrouvé chez les bébés de faible poids de naissance, sa responsabilité dans l'hypotrophie néonatale est mal précisée.

U. urealyticum et *M. hominis* sont responsables de septicémies du post-partum et du post-abortum. Ils représentent une cause importante des poussées fébriles du post-partum. Le point de départ est une endométrite. Une enquête réalisée sur près de 700 hémocultures prélevées chez des patientes fébriles hospitalisées en gynécologie-obstétrique [14] nous a montré que la fréquence d'isolement des deux variétés de mycoplasmes était loin d'être négligeable puisqu'elle était semblable à celle des entérobactéries. A côté de simples bactériémies, étaient observés des états septicémiques véritables (plusieurs hémocultures positives à distance du travail), états s'accompagnant de complications chez le nouveau-né (détresse respiratoire avec isolement du même mycoplasme dans des prélèvements endotrachéaux). Le rôle des mycoplasmes est ici certainement sous-estimé, leur recherche n'étant pas réalisée dans un bilan classique d'hémoculture.

Infections néonatales

Bien que n'étant pas à symptomatologie génitale, elles sont la conséquence immédiate de l'atteinte maternelle. Elles concernent des nouveau-nés prématurés fortement hypotrophiques. *U. urealyticum* est responsable de détresses respiratoires, les deux espèces de méningites et états septicémiques. La fréquence de ces infections est mal connue, élevée pour certains [28,30], faible pour d'autres [24].

Indications thérapeutiques

Compte tenu des éléments indiqués, un certain nombre de questions se posent.

Quand attribuer une infection génitale à un mycoplasme ?

C'est la première difficulté et non la moindre. Il convient certes de rechercher les mycoplasmes dans les infections citées mais cette recherche doit faire partie d'un bilan global et ne pas négliger d'autres étiologies parfois associées.

L'interprétation du résultat doit être faite avec prudence. Un simple isolement peut être significatif s'il est réalisé à partir d'un site normalement stérile. Il faut savoir y penser dans certaines circonstances telles que poussées fébriles du post-partum et les rechercher alors à partir d'hémocultures.

La présence d'un mycoplasme dans un site normalement colonisé est beaucoup plus difficile à interpréter. L'appréciation quantitative ou semi-quantitative est un élément d'orientation. Des critères assez clairement définis existent pour la recherche d'*U. urealyticum* dans les urétrites non gonococciques. Sa présence en quantité élevée dans un prélèvement urétral (10^4 unité de changement de couleur (UCC)/ml) ou dans un premier jet d'urines (10^3 UCC/ml) est un élément en faveur de son pouvoir pathogène. La situation est plus délicate pour un prélèvement cervico-vaginal. La présence d'*U. urealyticum* y est de peu de signification. Celle de *M. hominis* en quantité notable peut être le témoin d'une vaginose ou un point d'appel évoquant une infection haute. D'autres éléments cliniques et biologiques permettent de trancher. Les sérologies pour les mycoplasmes génitaux ne sont pas à recommander dans l'état actuel des techniques.

Comment traiter une infection génitale à mycoplasme ?

Le choix de l'antibiotique doit tenir compte du mycoplasme, de ses associations possibles à d'autres microorganismes, et du terrain sur lequel surviennent ces infections.

L'étude *in vitro* de la sensibilité aux antibiotiques ne fait pas partie des examens courants pour les mycoplasmes. Dans la mesure où l'on estime qu'un mycoplasme est responsable d'une infection, elle nous paraît utile pour détecter d'éventuelles résistances acquises aux tétracyclines. Leur faible nombre ne justifie pas pour le moment de changement d'attitude thérapeutique et les tétracyclines restent l'antibiothérapie de première intention.

En cas de contre-indications (grossesse, infections néonatales), les macrolides sont l'alternative indiquée [29]. Malgré les contre-indications théoriques, il s'est parfois avéré nécessaire de prescrire des tétracyclines chez le nouveau-né (souches résistantes à l'érythromycine).

L'activité *in vivo* de la pristinamycine et des fluoroquinolones est peu documentée au cours des infections à mycoplasmes.

La durée et la voie d'administration du traitement dépendent de la localisation de l'infection. L'effet simplement bactériostatique de la plupart des antibiotiques actifs sur les mycoplasmes doit conduire à poursuivre suffisamment longtemps le traitement, ce d'autant que l'on connaît la fréquence des associations mycoplasmes/*Chlamydia*.

La surveillance de l'efficacité du traitement met en jeu des critères cliniques et biologiques. La disparition du mycoplasme, élément valable pour des sites normalement stériles, n'est plus un critère fiable pour les sites susceptibles d'être colonisés.

Conclusion

Les infections génitales à mycoplasmes posent encore de nombreux problèmes, le premier étant celui de la responsabilité des mycoplasmes dans l'infection. L'évolution de la sensibilité des mycoplasmes aux antibiotiques ne justifie pas actuellement de changement d'attitude thérapeutique, attitude conditionnée par la nature de l'infection, le terrain sur lequel elle survient et par l'association possible à d'autres pathogènes.

BIBLIOGRAPHIE

[1] **Bébéar C.** — Les infections à mycoplasmes génitaux. *Rev. Eur. Dermatol. MST,* 1991, *3,* 307-314.

[2] **Bébéar C., de Barbeyrac B., Clerc M.T., Renaudin H., Fleury H.J.A., Dupon M., Ragnaud J.M., Morlat P.** — Mycoplasmas in HIV-1 seropositive patients. *Lancet,* 1993, *341,* 758-759.

[3] **Bébéar C., de Barbeyrac B., Dewilde A., Edert D., Janvresse C., Layani M.P., Le Faou A., Lefevre J.C., Mendel I., Renaudin H., Sanson le Pors M.J., Thouvenot D. et le groupe MST.** — Étude multicentrique de la sensibilité *in vitro* des mycoplasmes génitaux aux antibiotiques. *Path. Biol.,* 1993, *41,* 289-293.

[4] **Bébéar C., Renaudin H., Maugein J., de Barbeyrac B., Clerc M.T.** — Pristinamycin and human mycoplasmas : *in vitro* activity compared with macrolides and lincosamides, *in vivo* efficacy in *Mycoplasma pneumoniae* experimental infection. *Zbl. Bakt.,* 1990, *suppl. 20,* 77-82.

[5] **Brunet B., de Barbeyrac B., Renaudin H., Bébéar C.** — Detection of tetracycline-resistant strains of *Ureaplasma urealyticum* by hybridization assays. *Eur. J. Clin. Microbiol. Infect. Dis.,* 1989, *8,* 636-638.

[6] **Cassell G.H., Cole B.C.** — Mycoplasmas as agents of human diseases. *N. Engl. J. Med.,* 1981, *304,* 80-89.

[7] **Cassell G.H., Waites K.B., Watson H.L., Crouse D.T., Harasawa R.** — *Ureaplasma urealyticum* intrauterine infection : role in prematurity and disease in newborns. *Clin. Microbiol. Rev.,* 1993, *6,* 69-87.

[8] **Constans J., Poutiers F., Renaudin H., Leng J.J., Bébéar C.** — Detection of *Mycoplasma hominis* antibodies by three different techniques, application to women with pelvic inflammatory disease. *Ann. Biol. Clin.,* 1991, *49,* 351-358.

[9] **de Barbeyrac B., Bernet-Poggi C., Fébrer F., Renaudin H., Dupon M., Bébéar C.** — Detection of *Mycoplasma pneumoniae* and *Mycoplasma genitalium* by polymerase chain reaction in clinical samples. *Clin. Infect. Dis.,* 1993, *17* (sous presse).

[10] **Kenny G.E., Cartwright F.D.** — Susceptibilities of *Mycoplasma hominis* and *Ureaplasma urealyticum* to two new quinolones, sparfloxacin and Win 57273. *Antimicrob. Agents Chemother.,* 1991, *35,* 1515-1516.

[11] **Kenny G.E., Hooton T.M., Roberts M.C., Cartwright F.D., Hoyt J.** — Susceptibilities of genital mycoplasmas to the newer quinolones as determined by the agar dilution method. *Antimicrob. Agents Chemother.,* 1989, *33,* 103-107.

[12] **Krause D.C., Taylor-Robinson D.** — Mycoplasmas which infect humans. *In :* Maniloff J., ed. *Mycoplasmas, molecular biology and pathogenesis.* Washington DC : American Society for Microbiology, 1992, p. 417-444.

[13] **Lo S.C., Dawson M.S., Wong D.M., Newton III P.B., Sonoda M.A., Engler X.F., Wang R.Y.H., Shih J.W.K., Alter H.J., Wear D.J.** — Identification of *Mycoplasma incognitus* infection in patients with AIDS : an immunohistochemical *in situ* hybridization and ultrastructural study. *Am. J. Trop. Med. Hyg.,* 1989, *41,* 601-616.

[14] **Neman-Simha V., Renaudin H., de Barbeyrac B., Leng J.J., Horovitz J., Dallay D., Billeaud C., Bébéar C.** — Isolation of genital mycoplasmas from blood of febrile obstetrical-gynecologic patients and neonates. *Scand. J. Infect. Dis.,* 1992, *24,* 317-321.

[15] **Palu G., Valisena S., Barile M.F., Meloni G.A.** — Mechanism of macrolide resistance in *Ureaplasma urealyticum :* a study on colletion and clinical strains. *Eur. J. Epidemiol.,* 1989, *5,* 146-153.

[16] **Renaudin H., Bébéar C.** — Comparative *in vitro* activity of azithromycin, clarithromycin, erythromycin and lomefloxacin against *Mycoplasma pneumoniae, Mycoplasma hominis* and *Ureaplasma urealyticum. Eur. J. Clin. Microbiol. Infect. Dis.*, 1990, *9,* 838-841.

[17] **Renaudin H., Bébéar C.** — Activité *in vitro* de la sparfloxacine sur les mycoplasmes. *Path. Biol.*, 1992, *40,* 450-454.

[18] **Renaudin H., Bébéar C., Robertson J.A.** — *In vitro* susceptibility of tetracycline-resistant strains of *Ureaplasma urealyticum* to newer macrolides and quinolones and a streptogramin. *Eur. J. Clin. Microbiol. Infect. Dis.*, 1991, *10,* 984-986.

[19] **Renaudin H., Quentin C., de Barbeyrac B., Bébéar C.** — Activité *in vitro* de nouvelles quinolones sur les mycoplasmes pathogènes pour l'homme. *Path. Biol.*, 1988, *36,* 496-499.

[20] **Renaudin H., Tully J.G., Bébéar C.** — *In vitro* susceptibility of *Mycoplasma genitalium* to antibiotics. *Antimicrob. Agents Chemother.*, 1992, *36,* 870-872.

[21] **Roberts M.C., Kenny G.E.** — Dissemination of the *tet*M tetracycline resistance determinant to *Ureaplasma urealyticum. Antimicrob. Agents Chemother.*, 1986, *29,* 350-352.

[22] **Roberts M.C., Koutsky L.A., Holmes K.K., Leblanc D.J., Kenny G.E.** — Tetracycline-resistant *Mycoplasma hominis* strains contain streptococcal *tet*M sequences. *Antimicrob. Agents Chemother.*, 1985, *28,* 141-143.

[23] **Robertson J.A., Vekris A., Bébéar C., Stemke G.** — Polymerase Chain Reaction using 16S rRNA gene sequences distinguishes the two biovars of *Ureaplasma urealyticum. J. Clin. Microbiol.*, 1993, *31,* 824-830.

[24] **Shaw N.J., Pratt N.C., Weindling A.M.,** — Ureaplasma and mycoplasma infections of the central nervous system in preterm infants. *Lancet,* 1989, *11,* 1550-1551.

[25] **Taylor-Robinson D.** — Evaluation of the role of *Ureaplasma urealyticum* in infertility. *Pediatr. Infect. Dis.*, 1986, suppl. 5, 262-265.

[26] **Taylor-Robinson D.** — Genital mycoplasma infections. *Clinics Lab. Med.*, 1989, *3,* 501-523.

[27] **Tully J.G., Taylor-Robinson D., Cole R.M., Rose D.L.** — A newly discovered mycoplasma in the human urogenital tract. *Lancet,* 1981, *i,* 1288-1291.

[28] **Waites K.B., Cox N.R., Crouse D.T., McIntosh J.C., Cassell G.H.** — Mycoplasma infections of the central nervous system in humans and animals. *Zbl. Bakt.*, 1990, *suppl. 20,* 379-386.

[29] **Waites K.B., Crouse D.T., Cassell G.H.** — Antibiotic susceptibilities and therapeutic options for *Ureaplasma urealyticum* infections in neonates. *Pediatr. Infect. Dis. J.*, 1992, *11,* 23-29.

[30] **Waites K.B., Rudd P.T., Crouse D.T., Canupp K.C., Nelson K.G., Ramsey C., Cassell G.H.** — Chronic *Ureaplasma urealyticum* and *Mycoplasma hominis* infections of central nervous system in preterm infants. *Lancet,* 1988, *ii,* 17-21.

[31] **Wang R.Y.H., Shih J.W.K., Grandinetti T., Pierce P.F., Hayes M.M., Wear D.J., Alter H.J., Lo S.C.** — High frequency of antibodies to *Mycoplasma penetrans* in HIV-infected patients. *Lancet,* 1992, *340,* 1312-1316.

Stratégie thérapeutique dans les infections génitales hautes de la femme

G. PENNEHOUAT**, M.-L. JOLY-GUILLOU***, P. MADELENAT*

Introduction

Bien que la plupart des équipes aient observé une diminution récente de l'incidence des salpingites aiguës (S.A.), l'augmentation de leur incidence observée au cours des années 70 et 80, parallèle à celle des maladies sexuellement transmissibles (M.S.T.) [1-6], avait conduit en France à une estimation épidémiologique [7, 7bis] semblable à celles obtenues aux États-Unis :

— prévalence de 2,1 (+/- 0,5) % femmes âgées de 15 à 44 ans,

— incidence de 1,3 (+/- 0,4) % femmes âgées de 15 à 44 ans,

— 220 000 nouveaux cas par an, 90 000 nouveaux cas par an dans la tranche d'âge 15-29 ans, soit environ 13 000 nouveaux cas d'infertilité tubaire

— pour 200 000 hospitalisations, 100 000 interventions chirurgicales aux E.U. [86, 87].

Le coût individuel et socio-économique des S.A. est donc considérable [8, 9] du fait :

— du bilan diagnostique et du traitement en hospitalisation lors de l'épisode initial, représentant environ 75 % du coût direct de la prise en charge des S.A. (estimé aux U.S.A. à 2, 7 milliards de dollars en 1990), coût essentiellement lié à l'hospitalisation [86, 87],

* Service de Gynécologie - Obstétrique, Hôpital Bichat-Claude Bernard, 46, rue Henri-Huchard, 75018 Paris.
** Service de Microbiologie, Hôpital Bichat-Claude Bernard.
*** Centre M.S.T. de l'Hôpital Bichat-Claude Bernard.

— des séquelles éventuelles que sont :

* les infertilités d'origine tubaire [7, 10-13] et leur retentissement tant psychologique qu'économique (bilan étiologique, plasties tubaires et adhésiolyses cœlioscopiques, interventions micro-chirurgicales procréation médicalement assistée...), représentant 10 % des coûts directs,

* les grossesses extra-utérines [14-17], première cause de mortalité maternelle, elles-mêmes facteurs d'infertilité, représentant 15 % des coûts directs,

* les algies pelviennes chroniques [18] et leur retentissement socio-professionnel (bilan étiologique, interventions chirurgicales, absentéisme).

En dépit de l'insuffisance actuelle de développement de la prévention primaire (information, éducation des populations, possibilités de vaccination) et de la prévention secondaire (dépistage et traitement des porteurs asymptomatiques), l'incidence des S.A. tend à diminuer [87]. Si les raisons de cette diminution sont mal élucidées (meilleure prise en charge des infections génitales basses ? traitement ambulatoire des formes débutantes ? modifications épidémiologiques ? « effet Sida » ?...), les S.A. n'en demeurent pas moins un problème de santé publique et une urgence thérapeutique. La stratégie actuelle est définie en fonction des critères cliniques et/ou endoscopiques et des données bactériologiques.

La cœlioscopie initiale dans les salpingites aiguës

L'absence de parallélisme anatomo-clinique rend difficile le diagnostic des S.A. et l'établissement précoce d'un pronostic. L'indication de la cœlioscopie initiale, si elle reste systématique pour certains, doit pour beaucoup être discutée en fonction de la clinique, de l'âge, de la parité, et du désir de grossesse (exprimé par la malade ou potentiel).

Le déroulement de cette cœlioscopie ne présente pas de particularité en dehors de la nécessité d'explorer les régions hépatique et caeco-appendiculaire avant le pelvis afin d'éviter le risque de dissémination bactérienne.

La cœlioscopie initiale présente un quadruple intérêt :

L'intérêt diagnostique

Sans la cœlioscopie, la clinique induit en erreur, par défaut dans un quart des cas, par excès dans un tiers des cas.

Les S.A. suspectées ne sont confirmées par la cœlioscopie initiale que dans 50 à 75 % des cas : dans 25 à 35 % des cas, la cœlioscopie ne trouve aucune lésion et dans 10 % des cas une pathologie soit génitale non infectieuse soit extragénitale est trouvée.

L'inconstance des critères classiques du diagnostic des salpingites aiguës (S.A.) permet d'expliquer ces résultats (Tabl. I) ; Westrom [4] a trouvé une confirmation cœlioscopique à la présomption clinique de S.A. dans 65 % des cas réunissant les trois critères diagnostiques de base suivants :

— douleurs pelviennes, leucorrhées, sensibilité au toucher vaginal ; lorsqu'à ces trois critères s'ajoutait l'un des trois autres suivants : fièvre supérieure à 38°, vitesse de sédimentation supérieure à 15 mn, masse latéro-utérine palpable, la concordance était de 70 % ; pour 2 critères ajoutés aux 3 de base, la concordance était de 90 %, et pour l'ensemble des 6 critères réunis de 96 %.

Tableau I

Stratégie thérapeutique dans les salpingites aiguës.

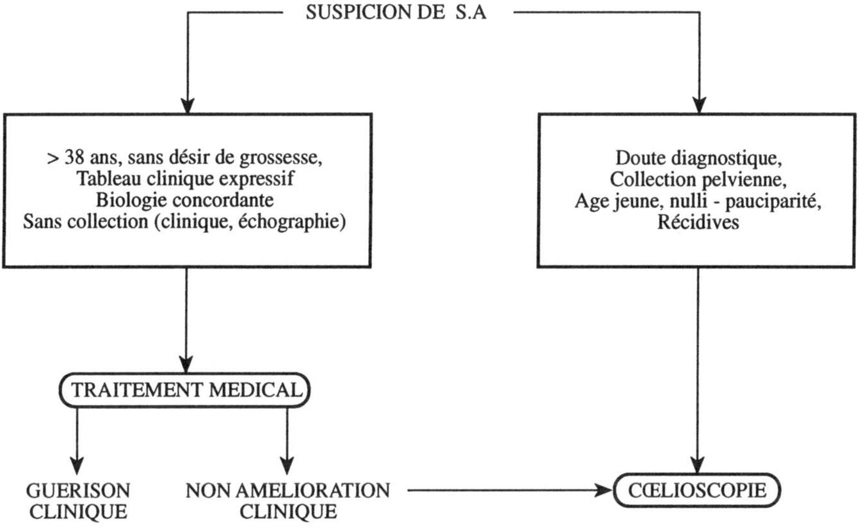

En revanche, Brihmer [108], dans une série de 359 cœlioscopies faites pour suspicion de S.A., a évalué qu'en exigeant la présence de 5 ou 6 des critères précédents, respectivement 60 % et 85 % des femmes n'auraient pas été traitées alors même que la cœlioscopie avait permis chez elles le diagnostic de S.A. Le même auteur a estimé la sensibilité de l'examen gynécologique physique à 29 % avec une spécificité de 74 %. La prise en compte d'antécédents évocateurs, des symptômes et signes classiques, et des examens complémentaires (leucocytose, V.S.) n'avait pas amélioré la sensibilité (24 %) et peu la spécificité (82 %).

La cœlioscopie initiale permet donc :

— un diagnostic de certitude,

— en cas d'erreur par excès, de corriger le diagnostic en révélant parfois une autre étiologie d'origine génitale ou extra-génitale et d'éviter un traitement inadapté et coûteux,

— en cas d'erreur par défaut, d'éviter les complications ou séquelles des salpingites.

La cœlioscopie permet de plus :
— d'objectiver une péri-hépatite associée,
— de différencier les séquelles douloureuses d'annexite ancienne, des poussées de surinfection sur trompes préalablement pathologiques,

En revanche les limites de l'intérêt diagnostique de la cœlioscopie sont :
— les salpingites aiguës débutantes où aucune lésion n'est encore manifeste,
— l'impossibilité d'apprécier les lésions d'endosalpingites,

L'intérêt bactériologique

Il tient au caractère polymicrobien [23] des infections salpingiennes et au fait que les germes isolés dans la sphère cervico-vaginale ne sont pas obligatoirement les mêmes que ceux isolés au niveau de la sphère endopelvienne.

Les prélèvements faits lors de la cœlioscopie sont :

— l'aspiration du liquide épanché dans le cul-de-sac de Douglas,
— l'aspiration des exsudats tubaires et le brossage des pavillons, séparément à droite et à gauche (les germes n'étant pas nécessairement les mêmes),
— les biopsies d'adhérences.

Ces prélèvements sont cultivés sur milieux aérobies, anaérobies et des milieux spécifiques pour les chlamydiae (cultures cellulaires) et les mycoplasmes.

Concernant les chlamydiae, des techniques de P.C.R. ont été récemment mises au point et leur intérêt dans les S.A. est en cours d'évaluation.

Les résultats :

— L'inspection seule peut parfois orienter vers une étiologie [25] ; ainsi, un liquide jaunâtre, visqueux dans le cul-de-sac de Douglas, des pseudokystes inflammatoires à contenu citrin, des adhérences en corde de violon, orientent vers une infection à chlamydiae.

— La cytologie du Douglas (examen après coloration de Gram du culot de centrifugation) oriente vers une infection à germes endogènes en cas de prédominance des polynucléaires ou vers une infection à chlamydiae ou mycoplasmes s'il existe une prédominance de lymphocytes.

— L'isolement des germes en cause n'est obtenu, dans les meilleures conditions de prélèvement, que dans 50 % des cas. Ceci limite l'intérêt bactériologique de la cœlioscopie initiale en pratique quotidienne.

— La « polymerase chain reaction » (P.C.R.) devrait permettre de détecter *Chlamydia trachomatis* et *Neisseriae gonorrhoeae,* avec une plus grande sensibilité [88, 89].

L'intérêt pronostique

L'absence de parallélisme anatomoclinique des salpingites aiguës ne permet en aucun cas d'apprécier le degré de gravité du pronostic par la clinique seule.

Les éléments pronostiques tirés de la cœlioscopie initiale relèvent essentiellement :

— de l'existence ou non d'adhérences, et de leur type,

— du type de lésions tubaires (pyosalpinx),

J. Henri-Suchet [22] a proposé un coefficient de gravité de l'infection tubaire (C.O.G.I.T.) illustrant la graduation pronostique de ces éléments. Il faut y ajouter l'importance de l'asymétrie des lésions pouvant faire espérer un relatif meilleur pronostic. D'autres auteurs ont proposé des scores pronostiques, relativement peu utilisés en pratique.

En revanche, l'intérêt pronostique de la cœlioscopie initiale est limité par l'incapacité en cœlioscopie courante, d'une part d'apprécier les lésions d'endosalpingites, conduisant certains à faire une tuboscopie et d'autre part, de prévoir la réponse au traitement.

L'intérêt thérapeutique

Les gestes thérapeutiques per-cœlioscopiques peuvent être :

— L'instillation d'antiseptique (noxythioline, bétadine) dans la cavité péritonéale et l'hydroflottaison.

— L'adhésyolyse péri-annexielle, rétro-utérine et génito-digestive dont l'intérêt reste discuté parce qu'elle est souvent hémorragique, expose aux dépéritonisations, et que les adhérences se reforment fréquemment.

— La ponction, l'ouverture, la toilette et le drainage de poches suppurées.

Les limites de l'intérêt bactériologique individuel et la sécurité diagnostique quasi certaine qu'apporte la conjonction d'un tableau clinique expressif et d'un syndrome biologique concordant devraient inciter à éviter la cœlioscopie initiale chez les multipares sans désir affirmé de grossesse ultérieure.

Les indications sont donc :

* l'existence d'une masse annexielle dans un contexte septique,

* l'absence d'évolution rapidement satisfaisante sous antibiothérapie pour étendre l'enquête bactériologique au niveau tubaire et pelvien.

Les indications relatives sont portées par extension :

* âge jeune,

* nulli ou pauciparité,

* récidives,

* sévérité du tableau ou au contraire,

* les formes frustres, paucisymptomatiques, subaiguës, pouvant à l'extrême évoluer de façon ambulatoire et responsables, en raison du retard thérapeutique, des complications des S.A. : stérilité tubaire, G.E.U., algies pelviennes chroniques. Dans ces cas, la cœlioscopie, apportant le plus souvent seule la certitude diagnostique, est le prix à payer pour une prévention secondaire efficace de ces séquelles en l'absence actuelle d'autres moyens diagnostiques moins invasifs, plus sensibles et plus spécifiques.

Traitement médical des salpingites

La prévention

Le traitement des salpingites aiguës (S.A.) est une urgence thérapeutique. Avant d'aborder les aspects spécifiques de l'antibiothérapie, il faut insister sur le développement de la prévention primaire (information, éducation des populations) et de la prévention secondaire (dépistage et traitement des porteurs asymptomatiques).

Ce type d'action, qui doit être développé notamment vis-à-vis des adolescentes, a fait l'objet de peu d'évaluation. Il n'en reste pas moins qu'en l'absence actuelle de possibilité de vaccination dirigée contre les germes incriminés dans les M.S.T., la prévention primaire comme secondaire, même menée à un niveau individuel, est un élément essentiel du traitement.

L'antibiothérapie

Principes généraux

— L'hospitalisation initiale est justifiée par la cœlioscopie, l'antibiothérapie IV, au moins dans les 24 premières heures post-opératoires, et la surveillance. Elle peut être prolongée au-delà de trois à cinq jours en cas d'évolution insatisfaisante ou de risque d'inobservance du traitement. Un repos total de deux à trois semaines est recommandé.

Peu d'études prospectives avec contrôle cœlioscopique et pronostic à long terme (infertilité d'origine tubaire, G.E.U., algies pelviennes chroniques) ont étudié l'efficacité des traitements ambulatoires ; Wolner-Hanssen a observé 14 % d'échec ou de récidives précoces de S.A. après un traitement ambulatoire (Cefoxitine + Doxycycline) utilisant des critères diagnostiques de l'épisode initial et des critères de guérison essentiellement cliniques et bactériologiques (prélèvements cervico-vaginaux). De telles données permettent d'envisager des durées d'hospitalisation plus courtes qu'auparavant ; 24 à 48 heures après l'amendement des signes cliniques dès lors qu'une observance correcte du traitement ambulatoire de relai est hautement probable.

L'antibiothérapie doit être précoce, multiple, prolongée, à large spectre tout en étant adaptée au contexte bactériologique individuel. Elle est intraveineuse jusqu'à disparition des symptômes infectieux et signes cliniques (ou dans les 24 premières heures du post-opératoire immédiat dans certains protocoles), puis un relais *per os* et/ou I.M. est effectué. Elle est éventuellement modifiée et adaptée aux résultats des prélèvements ; le traitement local de toute infection vaginale (trichomonas, candidose) y est associé.

Ethiopathogénie

Les S.A. peuvent être schématiquement différenciées en S.A. à germes sexuellement transmissibles (S.A.S.T.) et S.A. à germes non sexuellement transmissibles (S.A.N.S.T.), ces dernières étant en règle secondaires et iatrogènes

(D.I.U., hystérosalpingographie, manœuvres endo-utérines) avec un rapport de fréquence d'environ 85/15 % dans la plupart des études. Cette différenciation entre S.A.S.T. et S.A.N.S.T. n'a parfois pas de support bactériologique en raison du caractère polymicrobien des S.A. [2-4, 7, 9], caractère pluricrobien fréquent mais non constant, notamment dans les S.A.S.T.

1) Les S.A.S.T.

Les agents en cause sont essentiellement *Chlamydia trachomatis* [3, 10, 11, 21], *Neisseriae gonovhoeae, Mycoplasma hominis* [12-14] et *Ureaplasma urealyticum* [11-14] dont le rôle pathogène est toujours discuté. Leurs prévalences respectives diffèrent selon les études et les pays pour des raisons épidémiologiques bactériologiques et socio-économiques ; leur association est fréquente : jusqu'à 25 % voire 50 % d'infections concomittantes à *Chlamydia trachomatis* et *Neisseriae gonorrhoeae* [26-28]. La pathogénécité des *Mycoplasma hominis* et *Ureaplasma urealyticum* a été longtemps discutée [12, 31-33]. Les bactéries non sexuellement transmissibles comme *E. coli* ou les streptocoques du groupe D ou B, sont souvent retrouvées au cours des S.A.S.T. [16, 39-42] ; ainsi dans les S.A. dues aux gonocoques qui seraient responsables de l'infection primaire, des germes non sexuellement transmissibles sont retrouvés secondairement. Une autre caractéristique des S.A.S.T., notamment à *Chlamydia trachomatis* est d'entraîner des S.A. paucisymptomatiques voire silencieuses, reconnues secondairement au stade de séquelles tubo-péritonéales [2, 11, 19, 43, 47, 48].

2) Les S.A.N.S.T.

Les S.A.N.S.T. sont assez peu fréquentes mais en règle sévères, avec volontiers une forme abcédée ou un tableau de péritonite. Les germes les plus fréquemment rencontrés sont des bacilles à gram négatif comme *E. Coli* ou *Hemophilus influenzae,* des streptocoques des groupes B et D, des anaérobies *(Peptococcus, Peptostreptococcus, Bacteroïdes fragilis* et *melaninogenicus)* [16, 39-42, 50, 51] ou des infections mixtes dans 15 à 35 % des cas [16, 40, 42].

L'implication bien connue de ces germes a des conséquences dans le choix de l'antibiothérapie : il faut notamment tenir compte des différences de réponse aux antibiotiques des différentes espèces de *Bacteroïdes* [53], ainsi que des résistances développées par *E. Coli* et *H. Influenzae* [55, 56]. Ces formes sont le plus souvent celles qui sont responsables d'échecs cliniques (formes abcédés ou à germes résistants — *Bacteroïdes,* entérocoques).

Le choix d'une antibiothérapie

Le choix d'une antibiothérapie d'efficacité optimale dans S.A. vise à :

— obtenir, dans les meilleurs délais, la guérison clinique et l'éradication des germes en cause, avec la meilleure tolérance possible,

— prévenir les séquelles des S.A. par l'amélioration de l'efficacité thérapeutique lors de l'épisode initial,

Le choix d'associations d'antibiotiques est guidé par de nombreux critères :

— la reconnaissance du rôle pathogène de germes incriminés dans les S.A. :

* *Chlamydia trachomatis* [13, 19-21, 27], au premier chef, mais aussi :,
* *Mycoplasma hominis* [23], et *Ureaplasma urealyticum,*

— le caractère pluri-microbien des S.A. [23],
— la mise à disposition de nouvelles classes d'antibiotiques :

(Acyluréidopénicillines, inhibiteurs de β-lactamase, Pénèmes, Céphalosporines de seconde et troisième génération, fluoroquinolones),

— l'activité *in vitro* des antibiotiques, seuls ou en association,
— leur pharmacocinétique, notamment leur diffusion tissulaire au niveau de la sphère génitale,
— la fréquence et le degré de sévérité des effets secondaires des différentes drogues,
— la probabilité d'une bonne observance,
— le coût des associations,
— l'importance pour certains d'une antibiothérapie rapidement bactéricide dès les premières 24 heures, et notamment d'une efficacité immédiate et non différée sur les Chlamydiae.

De plus, le choix lui-même doit tenir compte de l'insuffisance des données de la littérature concernant notamment :
* la faiblesse des effectifs dans les études prospectives randomisées,
* l'hétérogénéité des maladies infectieuses étudiées (endométrite du post-abortum, post-partum, salpingites),
* les critéres d'inclusion, beaucoup d'études n'ayant pas de confirmation diagnostique des S.A. par une cœlioscopie initiale,
* les critères d'efficacité et de guérison (cf. ci-dessous),
* l'absence de score pronostique initialement évaluable, multiparamétrique (clinique, biologique et endoscopique), dont la valeur ait été confirmée prospectivement ou déterminée avec une méthodologie satisfaisante. De tels facteurs pronostiques initiaux, reconnus internationalement, permettraient de mieux comparer les différentes thérapeutiques étudiées, étant entendu que le seul critère de guérison des S.A. est l'obtention ultérieure d'une grossesse intra-utérine sans algie pelvienne chronique, ni grossesse extra-utérine dans l'intervalle. Or, peu d'études [11] ont corrélé l'efficacité thérapeutique initiale, le type d'antibiothérapie et la fertilité ultérieure.

Les critères d'efficacité habituellement retenus sont :

— cliniques (disparition de la douleur spontanée ou provoquée, apyréxie)
— et/ou biologiques (normalisation de la leucocytose, de la vitesse de sédimentation)
— et/ou bactériologique (stérilisation des prélèvements vaginaux, endocervicaux, du liquide du cul-de-sac de Douglas prélevé par culdocentèse. Or, la discordance entre les résultats des cultures bactériologiques des prélèvements faits au niveau de la sphère génitale basse et pelvienne d'une part, faits au niveau tubaire et du Douglas d'autre part, est connue [24-26]. La valeur des prélèvements faits en d'autres sites (endomètre, rectum [40, 57-59]) doit être précisée.
— La persistance d'une inflammation pelvienne avec ou sans poursuite d'une infection pelvienne sur un mode infraclinique a été observée dans 18 à 20 % des cas

de contrôles endoscopiques précoces [27-29], faits systématiquement alors que les critères cliniques et biologiques usuels sus-cités, étaient normaux. Cette notion souligne les limites des critères initiaux, cliniques et même bactériologiques, habituellement retenus pour évaluer l'efficacité d'une antibiothérapie dans les S.A. ; elle souligne également l'intérêt, au moins dans ce contexte d'évaluation, d'un contrôle cœlioscopique [27-29].

Ces réserves étant faites, les associations étudiées et proposées dans les S.A. sont :

1) Celles recommandées par le « Centers for Disease Control » [41, 96]

Céfoxitine + Minocycline :

au spectre de laquelle échappent toutefois certains streptocoques, gram négatifs, anaérobies. La Céfoxitine (42, A1r5, A1r9, A1r1O), céphalosporine de deuxième génération, stable vis-à-vis des pénicillinases mais instable à de nombreuses céphalosporinases, ne semble pas concurrencée dans l'indication des S.A. par les autres antibiotiques de son groupe (Céfamandol, Céfuroxime), notamment en raison de son activité vis-à-vis des anaérobies.

Clindamycine + Aminoside

La clindamycine, dérivée de la lincomycine est un agent bactériostatique dont le spectre couvre les anaérobies (y compris *Actinomyces israelii*) et gram + à l'exception des streptocoques du groupe D ; La concentration de clindamycine dans les leucocytes est 40 fois supérieure à celle du milieu extracellulaire, expliquant les recommandations du CDC [96] (clindamycine + tobramycine), notamment en cas d'abcès tubo-ovarien [97] ; au spectre de cette association échappent donc les entérocoques mais aussi les Chlamydiae. L'association à une tétracycline améliorerait la couverture du spectre sur Chlamydiae, mycoplasmes et gonocoques, mais le risque, même faible chez des femmes jeunes non immunodéprimées, de colites pseudo-membraneuses, doit lui faire préférer d'autres associations. Les colites pseudo-membraneuses surviennent chez 10 % environ des patients ayant une diarrhée sous clindamycine (5 à 20 % des traitements) ; à titre de comparaison, un taux de diarrhée de 17 % avec une incidence de colites pseudo-membraneuses de 0,7 % a été rapporté sous ampicilline [92, 93, 95].

Céphalosporine de troisième génération (Céfotaxime, Ceftriaxone) + Métronidazole + Minocycline, association qui couvre l'ensemble du spectre mais restant toutefois inactive sur les entérocoques.

Uréïdopénicilline (Mezlocilline, Pipéracilline) + Minocycline, couvrant l'ensemble du spectre, notamment les streptocoques, y compris les entérocoques, *Bactéroïdes fragilis* (avec cependant certaines résistances aux uréïdo-pénicillines), certaines entérobactéries vis-à-vis desquelles leur activité est équivalente à celle des amino-pénicillines. A noter que les uréïdo-pénicillines sont stables vis-à-vis de certaines béta-lactamases chromosomiques (pénicillinases de Klebsiella inactivant les amino-pénicillines, céphalosporinases d'*Entérobacter cloacae*, de *Proteus*, qui inactivent amino-pénicillines et céphalosporines première génération). En revanche, elles ne sont actives que sur les staphylocoques non producteurs de pénicillinase. Enfin, la pipéracilline s'avère plus constamment active avec des C.M.I. plus faibles que la céfoxitine sur les entérocoques [43].

Ces associations sont peu prescrites en France.

D'autres associations peuvent aujourd'hui être proposées :

2) Les autres associations

Association « amoxicilline-Ac clavulanique + minocycline ou doxycycline » :

L'intérêt de cette association est justifié par :

— son spectre couvrant la plupart des germes trouvés dans les S.A. [13, 23, 30]. L'acide clavulanique a une faible activité antibactérienne mais inhibe la plupart des pénicillinases. Son association à l'amoxicilline lui permet d'être actif *in vitro* sur :

* *Bacteroïdes fragilis* [44],
* *Hémophilus influenzae,*
* Staphylocoques producteurs de pénicillinase,
* *Neisseria gonorrhoeae* producteurs de pénicillinase,
* *E. Coli* résistant à l'ampicilline [45, 46]. Cette association est inactive sur les *E. coli* hyperproducteurs de pénicillinase ou producteurs d'une pénicillinase résistante aux inhibiteurs de β-lactamase (Coli-TRI).

L'association amoxicilline - Ac clavulanique permet donc de couvrir le spectre de la flore mixte aéro-anaérobie observée dans les S.A.

L'association à la minocycline permet d'élargir d'emblée le spectre aux Chlamydiae et mycoplasmes. Le spectre ainsi couvert est équivalent à celui des associations céfoxitine-mynocycline ou uréïdopénicillines + minocycline. L'association avec des aminosides peut se discuter sur le plan microbiologique (spectre plus large sur les bacilles à gram négatif, vitesse de bactéricidie), bien que dans le cadre des S.A., il n'y ait pas de documentation clinique et qu'ils imposent une voie parentérale d'administration ;

— son efficacité prouvée par des études prospectives randomisées [31, 32] par comparaison à une triple antibiothérapie dite « de référence » (Pénicilline + Aminoside + Metronidazole),

Certaines remarques doivent cependant être faites concernant ces études :

* méthodologie critiquable : effectifs faibles, absence de cœlioscopie de contrôle précoce, critères d'efficacité limités aux critères cliniques et biologiques usuels dont les limites ont été rappelées, bactériologie de contrôle inconstante ou faite par des méthodes de prélèvement (culdocentèse), dont la valeur est discutable,

* la triple antibiothérapie dite de référence n'est probablement pas le meilleur choix actuel [34-37, 108-114, 128] : en effet, cette triple antibiothérapie expose aux résistances liées à la sécrétion de pénicillinases, aux résistances à la gentamicine [38], aminoside le plus souvent retenu, et fait l'impasse initiale sur *Chlamydia trachomatis* et les mycoplasmes. Cette impasse, initialement jugée sans conséquence [31, 32], n'a jamais fait la preuve de son innocuité [40].

Cette association permet un mode d'administration entérale, comme pour les associations ofloxacine - métronidazole, ou amoxicilline-Ac clavulanique + ofloxacine, ce qui permet une meilleure homogénéité quant au traitement du partenaire, facilite l'observance et diminue le coût de la prise en charge thérapeutique, puisqu'elle réduira dans la majorité des cas la durée d'hospitalisation. Enfin ce traitement apparaît comme l'un des moins chers parmi les associations d'antibiotiques efficaces dans les S.A.

Association « ampicilline-sulbactam + minocycline ou doxycycline »

Cette association [98] présente les mêmes intérêts et inconvénients que les associations avec l'acide clavulanique [100, 105, 106].

Association ofloxacine + métronidazole

L'introduction d'un atome de fluor en position 6 du noyau quinoléine associé à un cycle pipérazinique méthylé ou non en position 7, a permis la synthèse de nouvelles quinolones, dénommées fluoroquinolones. Quatre produits ont été récemment mis sur le marché : la péfloxacine, la norfloxacine, la ciprofloxacine et l'ofloxacine. Ces quinolones diffèrent entre elles au plan bactériologique et surtout pharmacocinétique [99, 109].

Toutes peuvent être administrées par voie orale, avec peu d'effets secondaires (moins de 3 % et mineurs) à l'exception d'arthrites.

Leur spectre antibactérien comprend :

— les entérobactéries (98 %) avec des C.M.I. basses,
— *Pseudomonas aeruginosa* (ofloxacine, ciprofloxacine),
— *Staphylococcus aureus* et *epidermidis,*
— *Hemophilus influenzae,*
— *Neisseria gonorrhoeae*
— *Chlamydiae, Mycoplasma hominis* et *Ureaplasma urealitycum.*

En revanche, leur activité est :

— limite sur les streptocoques du groupe D,
— nulle sur *Bactéroïdes fragilis* et la plupart des bactéries anaérobies.

Le choix de l'ofloxacine est justifié par :

— le fait que l'ofloxacine semble avoir une meilleure activité que les autres fluoroquinolones sur :

    * *Chlamydiae* [47-49],
    * *M. hominis* [50], et. *U. urealitycum* [51],

— les résultats favorables des premières études cliniques [52-55, 101, 102, 107],
— son excellente diffusion tissulaire notamment génitale et sa biodisponibilité après administration *per os.*

L'association au métronidazole est justifiée par :

— l'absence d'activité de l'ofloxacine sur les anaérobies notamment sur *Bactéroïdes fragilis,* sensible au métronidazole,
— l'absence d'antagonisme entre les deux antibiotiques, et, au contraire, l'obtention d'un effet additif ou synergique sur la quasi-totalité des souches d'anaérobies strictes à gram négatif [5],

— l'absence de modification de la cinétique d'action du métronidazole [52] par l'association à l'ofloxacine,

— l'activité bactéricide remarquable sur *Bactéroïdes fragilis* : en effet, certains auteurs [62] soulignent la nécessité d'être très actif précocement sur Bactéroïdes. De plus, le métronidazole possède une activité bactéricide extrêmement rapide sur *Bactéroïdes fragilis* [61], très supérieure à celle de l'association amoxicilline - Ac clavulanique [60],

— l'activité du métronidazole sur *Trichomonas vaginalis* et *Gardnerella vaginalis.*

Association ciprofloxacine + métronidazole

Voisine de l'association précédente (ofloxacine - métronidazole), l'activité vis-à-vis des Chlamydiae serait cependant moindre [94].

Association amoxicilline - Ac clavulanique + ofloxacine [102]

Cette association couvre l'ensemble du spectre, y compris les streptocoques du groupe B ; ces limites sont essentiellement son coût, les allergies aux pénicillines et dérivés, les formes où l'incrimination fait préférer l'activité optimale du métronidazole vis-à-vis des anaérobies, sur lesquels l'amoxicilline - Ac clavulanique est cependant active.

Cette association amoxicilline - Ac clavulanique + ofloxacine paraît donc être particulièrement intéressante dans le traitement des S.A. ; son utilisation pourrait être limitée par son coût.

Le traitement du(des) partenaire(s)

Après prélèvements bactériologiques (ECBU fractionné, prélèvement urétral, et éventuellement spermoculture) et sérologiques, la prescription d'une antibiothérapie identique à celle de la femme, *per os,* est impérative avec recommandation de rapports protégés jusqu'au contrôle.

Les mesures d'accompagnement

La prescription d'une contraception œstroprogestative normodosée est recommandée afin de bloquer l'ovulation, visant entre autres, à éviter la confusion de douleurs ovulatoires avec une évolution défavorable.

La prescription d'anti-inflammatoires non stéroïdiens est également associée, en l'absence de contre-indications, par certains auteurs, sans que son efficacité ait été prouvée par des essais randomisés.

L'information sur la nécessité d'une bonne observance du traitement et du suivi gynécologique, sur l'intérêt des examens de contrôle à moyen terme (cliniques, bactériologiques au niveau de la sphère génitale basse, sérologiques — Chlamydiae, TPHA-VDRL, Ag BHbS, HIV —, et éventuellement un contrôle radiologique (H.S.G.) et cœlioscopique à trois mois environ de l'épisode initial dès lors que l'épisode initial n'a pas été une salpingite catarrhale, peu sévère. Ce contrôle endoscopique permet d'évaluer précocement et de traiter les séquelles, et de prévenir, autant que faire se peut, les complications telles que grossesse extra-utérine et infertilité d'origine tubaire. Ce contrôle est donc justifié chez les patientes désirant une grossesse ou susceptibles d'en désirer.

Conclusion

La stratégie thérapeutique, résumée dans les tableaux I, II, et III est aujourd'hui relativement bien codifiée. Il reste à en préciser cependant certains éléments : durée optimale de l'antibiothérapie, efficacité d'un traitement anti-inflammatoire adjuvant, marqueurs biologiques sensibles, spécifiques et peu coûteux de l'inflammation persistante mais aussi marqueurs de l'infection génitale haute devant des tableaux cliniques frustes, voire devant des cervico-vaginites ; Il reste enfin à définir des stratégies de prévention, et à en évaluer le rapport coût-efficacité.

BIBLIOGRAPHIE

[1] **Holmes K.K.** — Salpingitis : overview of etiology and epidemiology. *Amer. J. Obstet. Gynecol.*, 1980, *138*, 893-900.

[2] **Eschenbach D.A.** — Epidemiology and diagnosis of acute pelvic inflammatory disease. *Obstet. Gynecol.*, 1980, *55S*, 142-143.

[3] **Siboulet A.** — Maladies sexuellement transmissibles. Masson Ed., 1984.

[4] **Westrom L.** — Incidence prevalence and trends of acute pelvis inflammatory disease and its consequence in industrialized countries. *Amer. J. Obstet. Gynecol.*, 1980, *138*, 880-892.

[5] **Mc Cormack W.M.** — Infection with chlamydiae trachomatis infernale collegestudents. *Amer. J. Epidemiol.*, 1985, *121*, 107-115.

[6] **Scharwz R.H.** — Sexually transmitted diseases. *Clin. Obstet. Gynecol.*, 1983, *26*, 109-204.

[7] **Donnez J.** — Facteurs étiologiques de la stérilité tubaire. *J. Gynecol. Obstet. Reprod.*, 1983, *12*, 451-455.

[7 bis] **Colvez A.** — Les infections utéro-annexielles en médecine libérale, une situation indirecte de l'ampleur du phénomène dans la population française. *J. Gynécol. Obstét. Biol. Reprod.*, 1983, *12*, 331-337.

[8] **Washington A.E.** — The economic cost of pelvic inflammatory disease. *JAMA*, 1986, 225, *13*, 1735-1738.

[9] **Curran J.W.** — Economic consequences of pelvic inflammatory disease in the United States. *Am. J. Obstet. Gynecol.*, 1980, *138*, 848-851.

[10] **Rosenfeld D.** — Unsuspected chronic pelvis inflammatory disease in the infertile female. *Fertility and Sterility*, 1983, *1*, 44-48.

[11] **Westrom L.** — Infertility after acute salpingitis : results of treatment with different antibiotics *Curr. therap. Research*, 1979, *26*, 752-759.

[12] **Westrom L.** — Epidémiologie des salpingites et leurs conséquences. *Contraception. Fertil., Sex.*, 1984, *12*, 235-241.

[13] **Henry-Suchet J.** — Etude microbiologique des prélèvements cœlioscopiques dans les annexites et les stérilités tubaires. Recherche de chlamydia et mycoplasme. *J. Gyn. Obstet. Biol. Reprod.*, 1980, *9*, 445-453.

[14] **Brunham R.C.** — Chlamydia trachomatis. Infection in women with ectopic prequancy. *Obstet. Gynecol.*, 1986, *67*, 722-726.

[15] **Dubuisson J.B.** — Salpingite chronique et grossesse extra-utérine. résultats de létude histologique de 215 grossesses tubaires. *J. Gynecol. Obstet. Biol. Reprod.*, 1987, *16*, 27-32.

[16] **Svensson L.** — Ectopic pregnancy and antibodies to chlamydia trachomatis. *Fertil. Steril.*, 1985, *44*, 313-317.

[17] **Westrom L.** — Infertilité et grossesse extra-utérine après salpingite aiguë. Recherches récentes sur l'épidémiologie de la fertilité. Masson Ed., 1986, 205-212.

[18] **Cunanan R.G.** — Laparoscopic findings in patients with pelvic pain. *Am. J. Obstet. Gynecol.*, 1983, *146*, 589-591.

[19] **Mardh P.A.** — Chlamydia trachomatis in patients with acute salpingitis. *N. Engl. J. Med.*, 1977, *296*, 1377-1379.

[20] **Muller-School J.M.** — Chlamydia trachomatis as possible cause of peritonitis and peri hepatitis in young women. *Br. J. Med.*, 1978, *1*, 1022-1024.

[21] **Paavonen J.** — Chlamydia trachomatic in acute salpingitis. *Am. J. Obstet. Gynecol.*, 1980, *138*, 957-959.

[22] **Henry-Suchet J.** — Place de chlamydia trachomatis dans l'étiologie des salpingites aiguës. *Presse Méd.*, 1983, *45*, 2869-2872.

[23] **Eschenbach D.A.** — Polymicrobial etiology of acute pelvic inflammatory disease. *N. Engl. J. Med.*, 1975, *293*, 166.

[24] **Sweet R.L.** — Use of laparoscopy to determine the microbiologic etiology of acute salpingitis. *Am. J. Obstet. Gynecol.*, 1979, *134*, 68.

[25] **Monif G.R.** — Clinical staging of acute bacterial salpingitis and its therapeutic ramifications. *Am. J. Obstet. Gynecol.*, 1982, *143*, 489-495.

[26] **Sweet R.L.** — Microbiology and pathogenesis of acute salpingitis as determined by laparoscopy : what is the appropriate site to sample ? *Am. J. Obstet. Gynecol.*, 1980, *138*, 985-989.

[27] **Boudouris O.** — Contrôle cœlioscopique après traitement des salpingites aiguës. *Gynécologie,* 1987, 38, *3*, 173-175.

[28] **Wolner-Haussen P.** — Second look laparoscopy after acute salpingitis. *Obstet. Gynecol.*, 1983, *6*, 702-704.

[29] **Pouly J.L.** — Cœlioscopie de contrôle précoce après salpingite. *J. Gynecol. Obstet. Biol. Reprod.*, 1985, *8*, 989-995.

[30] **Henry-Suchet J.** — Etude bactériologique des prélèvements cœlioscopiques dans les annexites aiguës : flore aérobie-anaérobie. *J. Gynecol. Obst. Etiol. Biol. Reprod.*, 1980, *3*, 341-346.

[31] **Ciraru-Vigneron N.** — L'association amoxicilline acide clavulanique composée à la triple association ampicilline-gentamicine-métronidazole dans le traitement des infections utéro-annexielles sévères. *Path. Biol.*, 1980, *34*, n° 35 bis, 665-668.

[32] **Tison E.** — Traitement des salpingites aiguës non chlamydiennes. Etude de l'efficacité et de la tolérance d'un antibiotique en monothérapie : l'Augmentin. *J. Gynecol. Obst. Biol. Reprod.*, sous presse.

[33] **Green-Thompson R.W.** — A comparative study of efficacy of Augmentin and a triple therapy of ampicilline, kanamycine and metronidazole in the treatment of septic abortion. *Proc. 13th I.C.C.*, Vienna, 1983, *79*, 17-20.

[34] **Ledger W.J.** — Diagnosis and treatment of salpingitis. *J. Reprod. Med.*, 1983, 1012-1016.

[35] **Ledger W.J.** — The next 10 years in treatment of pelvic infections. *Am. J. Med.*, 1985, *78*, 194-203.

[36] **Mead P.B.** — Pelvic inflammatory disease use of appropriate antibiotics. *Clin. Obstet. Gynecol.*, 1985, *28*, 405-413.

[37] **Monif G.R.** — Choice of antibiotics and length of therapy in the treatment. *Am. J. Med.*, 1985, *78*, 188-193.

[38] **Acar J.F.** — Strategies aminoglycosides use and impact upon resistance. *Am. J. Med.*, 1986, 80, 82-87.

[39] **Faro S.** — Patient cost in the treatment of post-surgical female pelvic infection. *Am. J. Med.*, 1985, *78*, 165-169.

[40] **Sweet R.L.** — Failure of betalactam antibiotics to eradicate Chlamydiae trachomatis in the endometrium despite apparent clinical cure of acute salpingitis. *JAMA*, 1983, *250*, 2641-2645.

[41] Centers for disease control : morbidity and mortality weekly report (MMWR) supplement. Sexually transmitted diseases. *Treatment guidelines*, 1982, *31*, 335, 1982.

[42] **Sweet R.L.** — Cefoxitin single agent treatment of mixed aerobic anaerobic pelvic infections. *Obstet. Gynecol.*, 1979, *54*, 193.

[43] **Ford L.C.** Effects of piperacillin, clindamycin, cefoxitin, cefoperazone, cefotaxime, tobramycin and gentamicin in vitro on polymorphonuclear leucocytes from leucopenic patients and from patients with severe pelvic inflammatory disease. 14th ICC. June 1985, Kyoto, Japan.

[44] **Atisso M.A.** — Activité de l'association amoxicilline-acide clavulanique sur les anaérobies : activité sur *Bactéroïdes fragilis in vitro. Med. Mal. Infect.*, 1986, *2*, 85-91.

[45] **Balla A.P.** — Clinical efficacy of Augmentin in soft tissue infections. *J. Antimicrob. Chemother.*, 1982, *10*, 67-74.

[46] **Obwegeser J.** — Treatment of laparoscopically confirmed salpingitis with sequential parenteral oral Augmentin. *M.S.T.*, Congress, Antwerpen, 1987.

[47] **Bailey J.M.G.** — Comparison of the *in vitro* activities of Ofloxacin and Tetracycline against Chlamydia trachomatis as assessed by immunofluorescence. *A.A.C.* July 1984, *3-5*, 641-643.

[48] **Rolly H.** — Wirkung von Ofloxacin gegen chlamydien for schritte der antimikrobiellen und antineoplastischen. *Chemotherapic,* 1984, *3-5,* 641-643.

[49] **Van Roosbroek R.J.** — Activité des quinolones les plus récentes sur *Chlamydia trachomatis. Br. J. Vener. Dis.,* 1984.

[50] **Quentin C.** — Activité de 8 quinolones sur *rycoplasma hominis.* Réunion inter-disciplinaire de chimiothérapie anti infectieuse, 1984, Paris, *Abstract,* 103/7.

[51] **Naessen S.A.** — *In vitro* activity of Ofloxacin and Doxycycline against 35 clinical isolates of ureoplasma urealyticum. 24th I.C.A.A.C., Washingtonn 1985, *Abstract,* 459.

[52] **Verhoest P.** — Une nouvelle approche dans le traitement des infections pelviennes aiguës de la femme : à propos de 38 cas. *Journée de Pharmacologie clinique,* 1987, Bichat.

[53] **Fransen L.** — Treatment of genital chlamydial infection with Ofloxacin. 2e congrès mondial sur les maladies sexuellement transmissibles (M.S.T.), 25-28 juin 1986, Paris.

[54] **Blomer R.** — Efficacy of Ofloxacin in gonococcal urethritis and chlamydia infections of genital organs. 2e congrès mondial sur les maladies sexuellement transmissibles (M.S.T.), 25-28 juin 1986, Paris.

[55] **Lutz B.** — A comparison of Ofloxacin and Doxycycline for the treatment of acute urethritis and mucopurulent cervicitis. 2e congrès mondial sur les maladies sexuellement transmissibles (M.S.T.), 25-28 juin 1986, Paris.

[56] **Gutschow K.** — Serum and tissue concentrations of Ofloxacin in gynecological infections. Congrès Méditerranéen de Chimiothérapie, Rhodes, Grèce, 1987.

[57] **Gravett M.G.** — Endometrial cultures obtained by a triple lumen transcervical method and cervical cultures in post-partum endometritis. Annual meeting infections disease Society Obstetrics Gynecology, 1983, *Abstract,* 17.

[58] **Mardh P.A.** — Endometritis caused by chlamydia trachomatis. *Br. J. Vener. Dis.,* 1981, *57,* 191.

[59] **Schoeter A.L.** — The rectal culture as a test of cure of gonorrhea in female. *J. Infec. Dis.,* 1972, 125-129.

[60] **Weber P., Canzi A.M., Loubeyre C., Butel M.J., Boussougant Y.** — Comparative killing kinetics of bacteroïdes fragilis of metronidazole, hydroxymetronidazole amoxicillin plus clavulanate piperacillin and piperacillin plus sulbactam. 27th I.C.A.A.C., New York, USA, 1987, *Abstract* n° 866.

[61] **Ralph E.D. and Kirby W.M.M.** — Unique bactericidal action of metronidazole against bacteroïdes fragilis and clostridium perfringens. *Antimicrobial agents and chemotherapy,* 1975, *8,* 409-414.

[62] **Ledger** — Mardell Infection Disease, p. 738.

[63] **Singlas E., Taburet A.M.** — Pharmacocinétique clinique des nouvelles quinolones in : les nouvelles quinolones. Rivete, Paris, 1985, p. 83-102.

[64] **Ylikorkala O.** — Serum C.R.P. in the diagnosis and treatment of pelvic inflammatory disease. *Archives of Gynecology and Obstetrics,* 1988, *241,* 177-188.

[65] **Leroy J.L.** — Appréciation de l'évolution inflammatoire des séquelles de salpingite. *J. Gynecol. Obstet. Biol. Reprod.,* 1988, *17,* 191-197.

[66] **Henry-Suchet J.** — Annexites non tuberculeuses. Valeur de la cœlioscopie dans le diagnostic, le traitement et l'évaluation d'un pronostic fonctionnel tubaire. *Infection et Fécondité,* Masson Ed. Paris, 1977, 199-213.

[67] **Altchek A.** — Vulvovaginitis, vulvar skin and pelvic inflammatory and pelvic inflammatory disease Pediatr. *Clin North Am.,* 1981, 28-397.

[68] **Beerthuizen R.J.C.H., Van Wijck-Jameskes T.A.A.B.** ***et coll.*** — IUD and Salpingitis : A prospective study of patho-morphological changes in oviducts in I.U.D. users. *Europ J. Obstet. Gyn. Reprod. Biol.,* 1982, *13,* 41.

[69] **Blum F., Pathier D., Treisser A., Faguer C., Barrat J.** — Infections génitales hautes aiguës. A propos de 100 cas. Etude clinique et apport de la cœlioscopie. *J. Gyn. Obst. Biol. Reprod.,* 1979, *8,* 711.

[70] **Boudouris O., Paris F.X., Bedran F., Henry-Suchet J., Ardoin A.** — Contrôle cœlioscopique après traitement de salpingite aiguë, à propos de 75 cas. *Gynecologie,* 1987, 38, *3,* 173-175.

[71] **Cunningham F.G., Henselle D.L., De Palma R.T., Kappus S., Roark M., Nobles B.** — Moxalactam for obstetrics and gynecologye infections. *Am. J. Obstet. Gynecol.,* 1981, *139,* 915.

[72] **Eschenbach D.A., Buchanan T.M., Pollack H.M.** — Polymicrobial etiology of acute pelvic inflammatory disease. *N. Engl. J. Med.,* 1975, *293,* 4, 166-171.

[73] **Fari A.** — Les infections en gynécologie. *J. Gyn. Obst. Biol. Reprod.,* 1983, *12,* 225-241.

[74] **Ginsburg D.A., Stern J.L., Hanod K.A., Genndry R., Spence M.R.** — Tubo-ovarian abcess : a retrospective review. *A. J. Obstet. Gynecol.,* 1980, *138,* 1055.

[75] **Henry-Suchet J., Chahine N., Loffredo Y., Serfaty D., Siboulet A., Perol Y., Sanson M.H., Debache C., Pigeau F., Coppin R., De Brux J., Poynard T.** — Etude microbiologique des prélèvements cœlioscopiques dans les annexites et les stérilités tubaires. Recherche de *chlamydiae trachomatis* et des mycoplasmes. *J. Gyn. Obst. Biol. Reprod.*, 1980, *9*, 444-453.

[75 bis] **Holnes K.K., Eschenback D.A., Knapp J.S.** — Salpingitis : overview of etiology and epidemiology. *Am. J. Obstet. Gynecol.*, 1980, *138*, 893.

[76] **Jacobson L.** — Differential diagnosis of acute pelvic inflammatory disease. *Am. J. Obstet. Gynecol.*, 1980, 138, *7*, 1006-1011.

[77] **Mardh P.A., Lind I., Svensson L., Westrom L., Moller B.R.** — Antigodies to chlamydiae trachomatis, Mycoplasma hominis, and Nesseiria gonorrhoeae in sera from patients with acute salpingitis. *Br. J. Ven. Dis.*, 1981, 125-129.

[78] **Paris F.X., Henry-Suchet J., Tesquier L., Pez J.P., Boudouris O., Loffredo V.** — Laparoscopic treatment of adnexial abcesses. II World Conference on infections diseases and human infertility. March 22-23. 1985. Lenox Hill Hospital New York.

[79] **Pouly J.L., Mage G., Dupre B., Canis M., Bruhat M.A.** — Cœlioscopie de contrôle précoce après salpingite. *J. Gynecol. Obstet. Biol. Reprod.*, 1985, *14*, 989-995.

[80] **Senanayake P., Kramer D.G.** — Contraception and the etiology of pelvic inflammatory. *Am. J. Obstet. Gynecol.*, 1980, 136, *7*, 852-860.

[81] **Sweet L.R.** — Treatment of mixed aerobic, anaerobic infections of the female genital tract. *J. Antimicrob. Chenothera.*, 1981, *8*, 105.

[82] **Sweet L.R., Mills J., Hadley K.W., Blumenstocke-Schachter J., Robbie M.O., Draper D.L.** — Use of laparoscopy to determine the microbiologic etiology of acute salpingitis. *Am. J. Obstet. Gynecol.*, 1979, *134*, 68-74.

[83] **Takase Z.** — Experience with cefotaxine in gynecology and obstetrics. *Clinical therapeutics*, 4, 25, *44*, 1981.

[84] **Thompson S.E., Hager W.D., Wong K.H., Lopez B., Ramsey C., Allen S., Stargel M., Thornsberry C., Benigno B.B., Thompson J.D., Shulman J.** — The microbiology and therapy of acute pelvic inflammatorly disease in hospitalized patients. *Am. J. Obstet. Gynecol.*, 1980, *136*, 179.

[85] **Westrom L.** — Incidence, prévalence and trands of acute pelvic inflammatory disease and its consequence in industrialized countries. *Am. J. Obstet. Gynecol.*, 1980, 138, *7*, 880-891.

[86] **Washington A.E., Katz P.** — Cost of and payment source for pelvic inflammatory disease. Trends and projections, 1983 through 2000. *JAMA*, 1991, *266*, 2565-2569.

[87] **Sevgi O.A., Mosher W.D., Cates W.** — Self-reported pelvic inflammatory disease in the United States, 1988. *JAMA*, 1991, *266*, 2570-2573.

[88] **Hosein I.K., Kaunitz A.M., Craft S.J.** — Detection of cervical Chlamydia trachomatis and Neisseria gonorrhoae with deoxyribonucleic acid probe assays in obstetric patients. *Am. J. Obstet. Gynecol.*, 1992, *167*, 588-591.

[89] **Witkin S.S., Jeremias J., Toth M., Ledger W.J.** — Detection of Chlamydia trachomatis by the polymerase chain reaction in the cervices of women with acute salpingitis. *Am. J. Obstet. Gynecol.*, 1993, *168*, 1438-1442.

[90] Expert Commitee on pelvic inflammatory disease. Pelvic inflammatory disease ; research directions for the 1990. *Sex. Transm. Dis.*, 1991, 46-64. 10 à 15 % au moins 1 épisode de SA, 10^6 nouveaux cas/an EU.

[91] **Brunham R.C., Martin D.H., Kuo C.-C. *et coll.*** — Cellular immune response during uncomplicated genital infection with chlamydiae trachomatis in humans. *Infect. Immun.*, 1981, *34*, 98-104.

[92] **Tedesco F.J.** — Clindamycin and colitis : a review. *J. Infect. Dis.*, 135, *595*, 1977.

[93] **Lusk R., Fekety F., Silva J. *et coll.*** — Gastrointestinal side effects of clindamycin and therapy. *J. Infect. Dis.*, 135 (suppl.), *111*, 1977.

[94] **Sanders E.** — Efficacy, safety, and potential economic benefits of oral ciprofloxacin in the treatment of infections. *Rev. J. Infect. Dis.*, 1988, *10*, 528.

[95] **Zambrano D.** — Clindamycin in the treatment of obstetrics and Gynecologic Infections : A Review. *Clinical Therapeutics*, 1991, *13(1)*, 58-72.

[96] Centers for Disease Control. Sexually transmitted diseases : Treatment guidelines ; *Morbidity and mortality Weekly Report*, 1989, *38* (suppl. 8-5), 31S-33S.

[97] **Dodson M.G.** — Optimum therapy for acute pelvic inflammatory disease. *Drugs*, 1990, *39*, 511-522.

[98] **Cunha B.A.** — Treatment of pelvic inflammatory disease. *Clin. Pharm.*, 1990, *9*, 275-285.

[99] **Oriel J.D.** — Use of quinolones in chlamydial infection. *Rev. Infect. Dis.*, 1989, *11* (suppl. 5), S1273-1276.

[99 bis] **Killilea T.A., Barriere S.T.** — Antimicrobial treatment of pelvic inflammatory disease. *Clin. Pharm.*, 1990, *9*, 275-285.

[100] **Campoli-Richards D.M., Brodgen R.N.** — Sulbactam/ampicillin : a review of its antimicrobial activity, pharmacocinetic properties, and therapeutic use. *Drugs,* 1987, *33,* 577-609.

[101] **Faro S., Martens M.G., Maccato M., Hammill H.A., Roberts S., Riddle G.** — Effectiveness of ofloxacin in the treatment of Chlamydia trachomatis and Neisseria gonorrhae cervical infection. *Am. J. Obstet. Gynecol.*, 1991, *164,* 1380-1383.

[102] **Verhoest P., Orfila J., Haider F., Vitse M., Boulanger J.C.** — Proposition d'une nouvelle stratégie thérapeutique dans les infections génitales hautes. *Rev. Fr. Gynécol. Obstet.*, 1989, 84, *12,* 933-944.

[103] **Colvez A., Henry-Suchet J., Michel E.** — Les infections utéro-annexielles en médecine libérale. *J. Gyn. Obst. Biol. Repr.*, 1983, *12,* 331-337.

[104] **Le Bouedec G., Pouly J.L., Mage G., Canis M., Wattiez A., Abbas Muhktar B., Bruhat M.A.** — Salpingites aiguës bactériennes, importance de l'inflammation résiduelle. *J. Gyn. Obst. Biol. Repr.*, 1990, *19,* 765-772.

[105] **Bruhat M.A., Pouly J.L., Le Bouedec G., Mage G.** — Treatment of acute salpingitis with Sulbactam-Ampicillin comparison with Cefoxitin. *Drugs,* 1986, *31* (Suppl. 2), 7-10.

[106] **Crombleholme W.R., Ohm-Smith M., Robbie M.O., Dekay V., Sweet R.L.** — Ampicillin Sulbactam *versus* Metronidazole-Gentamicin in the treatment of tissue pelvic infections. *Am. J. Obstet. Gynecol.*, 1987, *156,* 507-512.

[107] **Wendel G.D., Cox S.M., Bawdon R.E., Theriot S.K., Heard M., Nobles B.J.** — A randomized trial of ofloxacin *versus* cefoxitin and doxycycline in the outpatient treatment of acute salpingitis. *Am. J. Obstet. Gynecol.*, 1991, *164,* 390-396.

[108] **Brihmer Christina, Kallings I., Nord C.E., Brundin J.** — Second look laparoscopy ; evaluation of two different antibiotic regimens after treatment of acute salpingitis. *European journal of Obstetrics & Gynecology and Reproductive Biology,* 30 (1989), *3,* 263-274.

[109] **Judlin P.G., Scheffler C., Dailloux M., Landes** — Shorter duration of treatment in chlamydial pelvic infections with Ofloxacin plus Amoxicillin-Clavulanic Acid, compared with Doxycyclin plus Amoxicillin Clavulanic Acid. 29th ICAAC, Houston, Tex.

Prostatite bactérienne : pénétration des antibiotiques et stratégie thérapeutique

L. BOCCON-GIBOD

Introduction

Si les prostatites aiguës ont cessé de constituer un problème thérapeutique difficile, vraisemblablement du fait de la perméabilité à la quasi-totalité des antibiotiques liée à l'inflammation aiguë, il n'en n'a pas été de même des prostatites chroniques bactériennes qui sont restées longtemps impassibles face à des antibiotiques qui atteignaient cependant des concentrations plasmatiques considérées comme efficaces.

Dès lors le problème de la pénétration des antibiotiques dans la glande prostatique et ses différents compartiments était posé.

Comment évaluer la pénétration des antibiotiques à l'intérieur du parenchyme prostatique ?

Deux types de modèles sont disponibles : expérimentaux et cliniques.

Les modèles expérimentaux

Ils étudient essentiellement la pénétration des antibiotiques dans la prostate du chien.

Ces modèles comportent la mise en place d'une ligature au niveau du col vésical, la ligature des canaux déférents, le recueil de la sécrétion prostatique au niveau de l'urètre après stimulation de la sécrétion prostatique par injection de Pilocarpine (Meares).

Service d'urologie, C.H.U. Bichat, 46, rue Henri Huchard, 75018 Paris.

Le modèle mis au point par Madsen comporte la possibilité de recueillir, outre la sécrétion prostatique, le liquide interstitiel. Ces modèles expérimentaux ont permis d'expliquer que chez le chien, l'absence de pénétration des antibiotiques à l'intérieur des cellules épithéliales de la prostate pouvait procéder de plusieurs facteurs souvent associés : faible liposolubilité, faible potentiel de dissociation... Ceci expliquait que la seule drogue à pénétrer efficacement dans la prostate était le Trimétoprime sulfamétoxazol (Bactrim) qui connut de ce fait une très grande vogue il y a un peu plus d'une décennie.

Ce modèle expérimental ne prenait pas en compte deux éléments importants à savoir que chez l'homme le pH du liquide prostatique est basique (alors qu'il est acide chez le chien) et que par ailleurs, la prostate de l'homme contient au moins 50 % de stroma alors que celle du chien contient 90 ou 95 % d'épithélium.

Dans ces conditions, il faut estimer qu'il est difficile de transférer à la clinique humaine les observations réalisées au laboratoire sur le chien.

En tout état de cause, il est nécessaire de corriger ces observations en prenant en considération le fait que le pH du liquide prostatique de l'homme est basique.

Les modèles cliniques sont de deux types

— L'étude de la concentration des antibiotiques dans le tissu prostatique prélevé au cours d'interventions chirurgicales (adénomectomie prostatique à ciel ouvert ou transurétrale, prostatectomie totale pour cancer). Ces procédés dosent la concentration tissulaire de l'antibiotique à l'intérieur du parenchyme prostatique. Néanmoins, comme il a été dit plus haut, la prostate de l'homme contient au minimum 50 % de tissu conjonctif de soutien voire 70 % en cas d'hypertrophie bénigne de la prostate, en conséquence, les concentrations mesurées ne permettent pas de séparer la concentration stromique de la concentration épithéliale acineuse qui est la plus importante à considérer.

— Il est possible éventuellement, chez le volontaire sain, d'étudier la concentration des agents anti-infectieux dans l'éjaculat. En effet, ce dernier est représenté par 70 % de liquide d'origine prostatique, et par recueil fractionné de l'éjaculat, il est vraisemblablement possible d'approcher une connaissance plus précise de la concentration des agents anti-infectieux dans les sécrétions prostatiques.

Le traitement moderne des prostatites

La prostatite aiguë ne pose en général pas de problème thérapeutique bien particulier. L'antibiothérapie à large spectre (association Augmentin-Nétromycine par exemple ou éventuelle Péfloxacine) vient en général très rapidement à bout des manifestations générales et fonctionnelles.

Il est exceptionnel aujourd'hui d'assister à l'évolution vers un abcès de la prostate hormis bien entendu le cas particulier du terrain immunodéprimé (infection à HIV).

Ce traitement antibiotique doit être administré par voie parentérale pendant en règle une semaine, un relai *per os* peut être assuré pendant les trois semaines suivantes, à distance de l'épisode infectieux, l'évaluation de la perméabilité de la filière cervico-urétrale est indispensable afin de ne pas méconnaître une cause urologique susceptible de provoquer la récidive de l'infection.

Le traitement de la prostatite chronique est souvent décevant

— Soulignons d'emblée la nécessité impérieuse de ne porter le diagnostic de prostatite chronique que sur des arguments bactériologiques précis fondés sur l'examen cytobactériologique fractionné des urines (premier jet, partie moyenne de la miction après massage prostatique complété éventuellement par la spermoculture). C'est sur la double constatation de la présence de leucocytes altérés et de germes dans les sécrétions prostatiques que peut être fondé le diagnostic de prostatite chronique bactérienne.

La présence de calcifications sur le cliché sans préparation ou d'images hyperéchogènes à l'échographie ne saurait suffire au diagnostic.

— La vérification de la perméabilité de la filière cervico-urétrale et de l'absence d'anomalie grossière de la prostate est indispensable afin de reconnaître et de traiter tout obstacle cervico-urétral qui pourrait à lui seul entretenir l'infection.

Dans la très grande majorité des cas, le traitement médical est seul de mise du fait de l'absence d'anomalie de la filière cervico-urétrale.

Ce traitement repose aujourd'hui essentiellement sur la prescription des fluoroquinolones de troisième génération qui ont la triple caractéristique suivante : liposolubilité, caractère amphotère, concentration en règle supérieure dans le liquide prostatique par rapport au plasma.

Le traitement curatif comporte en général une cure de 4 à 6 semaines utilisant l'une des quinolones actuellement disponibles (Norfloxacine, Péfloxacine, Enoxacine, Ciprofloxacine...). Ce traitement est susceptible d'amener la disparition des manifestations cliniques.

La récidive est cependant possible à plus ou moins long terme.

En cas de récidive sub-intrante, une prophylaxie par prescription à doses filées rend souvent bien service.

Insistons encore cependant sur le fait que le diagnostic de récidive de prostatite chronique doit à nouveau être fondé sur une analyse sur des critères bactériologiques précis.

En effet, les agents anti-infectieux sont sans aucun effet sur les manifestations non bactériennes, qu'il s'agisse des prostatites chroniques non bactériennes et bien entendu de la prostatodynie.

Essais cliniques et M.S.T. : les problèmes spécifiques

P. MOREL

Dans quelle structure les essais cliniques doivent-ils être réalisés ?

Plus de 95 % des M.S.T. seraient traitées par les médecins généralistes ; il serait donc cohérent de leur confier des essais cliniques. Cela n'est pas possible pour des raisons de diagnostic microbiologique dont la fiabilité n'est pas suffisante en laboratoires de ville. Les essais cliniques doivent donc être pratiqués soit dans des services de spécialité (gynécologie, dermatologie...), soit dans des dispensaires ou structures apparentées disposant du recrutement et du plateau technique nécessairement assez lourd.

Caractéristiques de la population étudiée et ses conséquences

Il s'agit d'une population de bas niveau social dont la compliance au traitement risque d'être médiocre, surtout en cas de traitement prolongé. Il est donc toujours nécessaire de faire une étude comparative, en comparant notamment le nombre de perdus de vue dans chacun des deux bras. Il est également important d'évaluer la probabilité ou la possibilité d'une recontamination en demandant l'abstention des rapports jusqu'au contrôle ou des rapports protégés par préservatifs. Ces données seront mentionnées sur le cahier d'observation.

Service de dermatologie, Hôpital Saint-Louis, 1, avenue Claude Vellefaux, 75475 Paris Cedex 10.

Des critères d'évaluation objectifs et donc essentiellement microbiologiques

L'évaluation clinique de l'efficacité des antibiotiques n'est pas très fiable, qu'il s'agisse des urétrites (les signes fonctionnels peuvent persister malgré la disparition de l'écoulement) et plus encore des cervico-vaginites (portage asymptomatique fréquent).

Le premier critère d'efficacité doit être microbiologique, le critère clinique n'étant que secondaire.

Cela nous amène à envisager séparément l'évaluation des antibiotiques à visée antigonogoccique et celle des antibiotiques à visée antichlamydienne.

Nous nous limiterons aux pathologies urétrales et cervico-vaginales basses non compliquées.

Etude des urétrites gonococciques masculines

Le choix du traitement de référence doit tenir compte du pourcentage élevé de souches résistantes à la pénicilline et plus récemment aux cyclines : les traitements de référence classiques restent la ceftriaxone IM unique de 250 mg et la spectinomycine IM unique de 2 g.

La molécule ne mérite pas d'être évaluée si le pourcentage de guérisons attendues n'est pas de 100 %. Elle doit être active sur les NGPP.

Si l'antibiotique de référence est bien choisi, il sera statistiquement impossible de démontrer une plus grande efficacité, mais seulement une efficacité équivalente.

Les critères d'inclusion sont une urétrite avec écoulement et présence de diplocoques gram négatif intracellulaires au frottis. Les patients seront secondairement exclus si la culture faite à JO est négative. Avec un frottis correctement lu, ce pourcentage d'exclusion secondaire ne doit pas dépasser 5 %.

Le critère majeur d'efficacité est la négativation de la culture de contrôle à J5 ± 2.

Les critères mineurs sont la disparition de l'écoulement et des signes fonctionnels.

Le pourcentage d'urétrites non (post) gonococciques sera évalué dans les deux groupes, mais leur diagnostic étiologique n'est pas obligatoire.

Il est important de faire à JO une recherche de gonocoque anal et pharyngé et d'évaluer l'efficacité du traitement sur ces deux sites.

Il est obligatoire d'étudier *in vitro* la sensibilité des souches aux antibiotiques testés et d'évaluer cette efficacité sur les souches sécrétrices de pénicillinase.

En cas d'échec bactériologique, il sera utile de faire un sérotypage comparatif des souches isolés à JO et J5 afin d'étudier une éventuelle recontamination.

Etude des cervico-vaginites non compliquées

Les protocoles de traitement des cervico-vaginites sexuellement transmises sont beaucoup plus difficiles à réaliser que ceux des urétrites, du fait : 1° de la multiplicité des agents pathogènes, 2° de leur fréquente association, 3° d'une clinique souvent peu parlante et ayant une faible valeur d'orientation, 4° du manque de sensibilité et de spécificité des examens directs.

Il en résulte que l'inclusion ne doit se faire que sur le résultat des cultures et qu'il est parfois difficile d'éviter une interférence entre le traitement monospécifique testé et les autres soins que nécessiterait l'état de la malade.

Pour ce qui est des cervico-vaginites gonococciques proprement dites... l'examen clinique et le frottis étant peu fiables, l'inclusion ne peut se faire que sur la positivité de la culture.

La recherche d'un portage anal et pharyngé doit être systématique et l'antibiotique doit être évalué sur ces sites.

La ceftriaxone est le traitement de référence : 250 ou 500 mg IM unique.

Le contrôle bactériologique doit démontrer négativation de la culture à J5 ± 2.

Etude des urétrites chlamydiennes masculines non compliquées

Obligation d'une étude comparative *versus* doxicycline (100 mg matin et soir pendant 7 jours), cet antibiotique restant la référence malgré 5 à 10 % d'échecs cliniques et/ou microbiologiques.

Un double insu est souhaitable, même si le critère majeur d'évaluation est microbiologique.

Les techniques de diagnostic rapide (immuno-enzymatique, IF, PCR...) ne peuvent pas à ce jour servir de critères d'évaluation car leur sensibilité est inférieure à celle de la culture cellulaire. Cette dernière reste obligatoire.

L'inclusion dans le protocole peut se faire à JO ou à J3 :

— A JO, en recrutant les urétrites avec ou sans écoulement et avec frottis négatif pour le gonocoque. Seront exclues alors secondairement les urétrites à culture gonoccique positive ou à culture chlamydienne négative. Cela aboutit, dans notre expérience, à éliminer secondairement (sauf si l'on étudie les urétrites non gonococciques) environ 70 % des patients. Une façon de limiter ces exclusions secondaires serait d'inclure sur un diagnostic rapide positif, mais ce test demande souvent 3 à 4 heures et n'a pas la sensibilité de la culture. Il conviendra alors de n'évaluer que les patients dont l'urétrite chlamydienne a été confirmée par culture.

— A J3, en incorporant les patients culture de *Chlamydia* positive, dans la mesure où le patient a été traité à JO (pour des raisons éthiques) par un antibiotique actif en traitement minute sur le gonocoque, mais inactif sur *C. trachomatis.*

Le critère d'efficacité majeur est la négativation de la culture chlamydienne de contrôle faite 14 jours après l'arrêt du traitement.

La disparition des signes cliniques d'urétrite n'est qu'un critère d'efficacité mineur, mais quand même important (comparaison d'un groupe à l'autre).

Etude des cervico-vaginites à *C. trachomatis*

L'antibiothérapie de référence est la doxycyclione 200 mg par jour pendant 7 à 10 jours, ou l'érythromycine 2 g/j pendant 7 à 10 jours, chez la femme enceinte ou susceptible de l'être.

L'inclusion ne peut se faire que sur la vue d'une culture cervicale et/ou urétrale positive.

Les deux sites urétral et cervical doivent être évalués.

Le critère majeur d'efficacité est la négativation de la culture de contrôle 14 jours après l'arrêt du traitement.

Antibiotiques et syphilis : données et interrogations récentes

B. CRICKX

Le traitement de toutes les formes de syphilis repose sur l'antibiothérapie. Des schémas thérapeutiques sont recommandés en fonction du stade évolutif de l'infection et de situations particulières : neurosyphilis, allergie aux β-lactamines, syphilis chez les patients infectés par le VIH. L'émergence de l'infection par le virus de l'immunodéficience humaine a justifié de nouvelles directives thérapeutiques du C.D.C. en 1989 [1] qui ont renforcé le rôle prioritaire de la pénicilline dans le traitement de la syphilis.

La pénicillinothérapie est toujours le traitement de choix de la syphilis en 1993

Succédant à plus de 400 ans de traitement mercuriel, la pénicilline a été introduite en juin 1943 à la suite de la publication de Mahoney *et al.* [2]. De nos jours, et après plus de 40 ans d'utilisation de la pénicilline, aucune résistance de *Treponema pallidum* à cet antibiotique n'a été démontrée.

Les buts de la pénicillinothérapie sont la prévention de la transmission de l'agent infectieux et la prévention des complications tardives.

En raison de l'impossibilité de cultiver *Treponema pallidum,* les schémas thérapeutiques initialement proposés n'ont pu découler que d'études chez le lapin et de quelques études cliniques, et/ou de l'expérience clinique.

— Les études chez l'animal ont montré que dans les lésions précoces, *T. pallidum* se divisait toutes les 30 à 33 heures mais que dans les formes plus tardives ce temps de division était plus prolongé [3, 4].

Service de Dermatologie, C.H.U. Bichat, 46, rue Henri-Huchard, 75018 Paris.

— Des concentrations sériques de pénicilline de 0,1 µg/ml sont tréponémicides chez l'animal tout en sachant que de plus faibles doses assurent la guérison en cas de traitement prolongé [5].

Le traitement efficace de la syphilis précoce repose donc sur l'obtention de taux faibles mais continus de pénicilline et une concentration sérique de pénicilline supérieure à 0,018 µg/ml pendant 7 à 10 jours. Une telle concentration est également considérée comme le minimum requis pour obtenir un taux thérapeutique suffisant dans le liquide céphalo-rachidien (LCR).

— En pratique, des préparations retard de pénicilline ont donc été proposées pour faciliter l'administration espacée. Ainsi une injection unique de benzathine pénicilline G de 2,4 million d'unités assure, dans la syphilis précoce, la concentration minimum requise sus-citée pendant 3 semaines. Avant l'émergence de l'infection VIH, le taux de succès clinique était d'au moins 95 %. Ce taux élevé de réponse était probablement lié à un taux thérapeutique efficace mais aussi à un système immunitaire de l'hôte intact permettant l'éradication des tréponèmes aussi bien en périphérie qu'au niveau du système nerveux central et de l'œil.

En revanche, au cours des phases tardives de l'affection, et en raison de la division tréponémique plus lente, les durées de traitement ont été allongées : benzathine-pénicilline G à la dose de 2,4 milllon × 3 injections à intervalle d'une semaine.

Plusieurs éléments ont fait revoir à partir des années 85-86 ce schéma thérapeutique simple :

— La benzathine pénicilline peut ne pas être tréponémicide au niveau du LCR [7] puisque des *T. pallidum* ont été identifiés dans le LCR après traitement [8], tandis que le schéma benzathine-pénicilline sus-cité était un échec au cours de syphilis neurologique ou oculaire [9, 10].

— L'émergence de l'infection VIH, en raison du rôle joué par la réponse immunitaire de l'hôte sur la sémiologie clinique, les réactions tréponémiques et la réponse au traitement [11, 12, 13].

Ces deux éléments sus-cités ont donc eu pour conséquence :

— Le renforcement thérapeutique, pour un grand nombre d'experts, du traitement recommandé par le CDC dans la syphilis précoce y compris chez les patients VIH séronégatifs : certains préconisent le traitement à fortes doses de pénicilline G aqueuse en intra-veineuse tel qu'il est recommandé pour la neurosyphilis ; d'autres préfèrent le schéma de Dunlop : pénicilline procaïnée 2,4 million d'unités une fois par jour pendant 10 à 15 jours (intra-musculaire) plus probénécide 500 mg *per os* quatre fois par jour. Ce schéma de Dunlop, réalisable en ambulatoire, est justifié chez les sujets VIH séropositifs.

— Indication large de la ponction lombaire pour le dépistage précoce de la neurosyphilis et donc choix de l'orientation thérapeutique.

— Pour la neurosyphilis (et également la syphilis ophtalmologique ou cardio-vasculaire) recours indispensable à la pénicilline G aqueuse par voie intra-veineuse à la dose de 2 à 4 millions d'unités toutes les 4 heures sur une durée minimum de 15 jours [14, 15].

Les schémas préconisés depuis 1989 au cours des différentes phases évolutives de la syphilis sont consignés dans le tableau I [16, 17]

Tableau I

Traitement de la syphillis

	1er Choix	2e Choix si allergie à la pénicillline
Syphillis précoce (< 1 an)	Benzathine Péni G IM 2,4 M d'UI ± Peni G procaïnée IM 2,4 M d'UI × 10-15 j avec probénécide 500 mg × 4/j (Dunlop)	Désensibilisation ou Tétracycline 500 mg × 4/j ou Doxycycline 100 mg × 2/j pendant 15 j
Syphillis tardive (> 1 an) sauf neurosyphilllis	Benzathine Péni G IM 2,4 M d'UI × 3 à intervalles d'une semaine (VIH-PL nle) ou Dunlop (VIH +, PL NF ou S. symptomatique)	Désensibilisation ou Cyclines (id) pendant 30 j
Neurosyphillis	Péni G aqueuse IV 2 à 4 M d'UI toutes les 4 h × 15 j	Désensibilisation ou Céftriaxone (?) 500 mg/j × 15 j
Syphillis et grossesse	Péni G selon schéma recommandé pour le stade	Désensibilisation ou Cyclines malgré contre-indication ou Érythromycine mais efficacité ? d'où traitement de l'enfant à la naissance

La réaction de Jarisch-Herxheimer est indépendante de la dose de pénicilline et de la quantité de tréponèmes [18] : donc les traitements à doses progressives sont tout à fait inutiles. Cette réaction n'a que peu de conséquence clinique. La corticothérapie générale n'agissant que sur le syndrome pseudo-grippal, sa prescription n'est plus recommandée en routine et peut être remplacée par des substances anti-pyrétiques ou anti-inflammatoires (paracétamol, acide acétyl salicylique). La prudence s'impose simplement chez la femme enceinte.

Les alternatives thérapeutiques à la pénicillinothérapie

Ces alternatives ont été recherchées surtout chez les malades où la notion d'une allergie à la pénicilline était clairement documentée.

Des schémas ont donc été proposés (tableau I) recourant aussi bien aux tétracyclines [19, 20] qu'aux macrolides, notamment l'Erythromycine lorsqu'il s'agissait d'une femme enceinte allergique à la pénicilline. Toutefois plusieurs cas de syphilis congénitale sont survenus, témoignant de l'échec d'un traitement par érythromycine au cours de la syphilis maternelle [21]. Les données disponibles sur l'efficacité des céphalosporines de première génération [22] ou la ceftriaxone [23], ne concernent que les résultats au cours des phases précoces de la syphilis. Aucune étude n'a évalué l'efficacité des cyclines, macrolides et céphalosporine dans la neurosyphilis, aussi leur utilisation en routine doit-elle être déconseillée.

Chez le sujet allergique à la pénicilline de façon indiscutable et porteur de manifestations en faveur d'une neurosyphilis, les alternatives sont finalement réduites :

— soit tentative de désensibilisation à la pénicilline [24],

— soit recours à la ceftriaxone, quelques observations laissant suggérer son efficacité en cas de neurosyphilis [25]. Toutefois une étude expérimentale dans la neurosyphilis du lapin est plus en faveur d'une meilleure efficacité de la pénicilline G par rapport à la ceftriaxone [26]. Enfin le recours à la ceftriaxone ne supprime pas la possibilité d'une allergie croisée à cette céphalosporine.

BIBLIOGRAPHIE

[1] **Centers for Disease Control 1989** — Sexually transmitted. Disease treatment guidelines. *MMWR,* 1989, *38,* 5-28, 39-40.

[2] **Mahoney J.F., Arnold R.C., Harris A.** — Penicillin treatment of early syphilis. *Vener. Dis. Inf.,* 1943, *24,* 355-357.

[3] **Magnuson H.J., Eagle H., Fleishmann R.** — The minimal infectious inoculum of Spirochaeta pallida (Nichols strain) and a consideration of its rate of multiplication *in vivo. Am. J. Syph. Gonorrhea. Vener. Dis.,* 1948, *32,* 1-78.

[4] **Collart P., Borel L.J., Durel P.** *et al.* — Significance of spiral organisms found after treatment, in late human and experimental syphilis. *Br. J. Vener. Dis.,* 1964, *40,* 81-9.

[5] **Rein M.F.** — Biopharmacology of syphilotherapy. *J. Am. Vener. Dis. Assoc.,* 1976, *3,* 109-127.

[6] **Idsoe O., Guthe T., Willcox R.R.** — Penicillin in the treatment of syphilis : the experience of three decades. *Bull. World Health Organ.,* 1972, *47,* suppl. 1-68.

[7] **Van der Valk P.G.M., Kraai E.J., Van Voorst Vader P.C.** *et coll.* — Penicillin concentrations in cerebrospinal fluid during repository treatment regimen for syphilis. *Genitourin. Med.,* 1988, *64,* 223-225.

[8] **Lukerhart S.A., Hook E.W. III, Baker-Zander S.A.** *et coll.* — Invasion of the central nervous system by treponema pallidum : implications for diagnosis and treatment. *Ann. Intern. Med.,* 1988, *109,* 855-862.

[9] **Bayne L.L., Schmidley J.W., Goodin D.S.** — Acute syphilitic meningitis : its occurrence after clinical and serologic cure of secondary syphilis with penicillin G. *Arch. neurol.,* 1986, *43,* 137-138.

[10] **Johns D.R., Tierney M., Felsenstein D.** — Alteration in the natural history of neurosyphilis by concurrent infection with the human immunodeficiency virus. *N. Engl. J. Med.,* 1987, *316,* 1569-1572.

[11] **Villaret E., Geniaux M.** — Syphilis acquise et infection VIH. *Ann. Dermatol. Venereol.,* 1991, *118,* 411-413.

[12] **Hicks C.B.** — Syphilis and HIV infection. *Dermatol. Clin.,* 1991, *9,* 493-501.

[13] **Muscher D.M., Hamill R.J., Baughn R.E.** — Effect of HIV infection on the course of syphilis and on the response to treatment. *Ann. Intern. Med.,* 1990, *113,* 872-881.

[14] **Goh B.T., Smith G.W., Samarasinghe L.** *et coll.* — Penicillin concentrations in serum and cerebrospinal fluid after intramuscular infection of aqueous procaïn penicillin 0,6 MU with and without probenecid. *Br. J. Vener. Dis.,* 1984, *60,* 371-373.

[15] **Schoth P.E.M., Wolters E.C.U.** — Penicillin concentrations in serum and CSF during high-dose intravenous treatment for neurosyphilis. *Neurology,* 1987, *37,* 1214-1216.

[16] **Hook E.W., Marra C.M.** — Acquired syphilis in adults. *N. Engl. J. Med.,* 1992, *326,* 1060-1069.

[17] **Goens J., De Berdt P.A., Achten G.** — Syphilis. Editions Techniques, *Encyl. Med. Chir. (Paris, France).* Dermatologie F.r. 12670 C^{10}, 1re éd., 1992, 5 p.

[18] **Rosen T., Robin H., Ellner K.** *et coll.* — Vesicular Jarisch-Herxheimer reaction. *Arch. Dermatol.*, 1989, *125*, 77-91.

[19] **Schroeter A.L., Lucas J.B., Price E.V.** *et coll.* — Treatment of early syphilis and the reactivity of serologic tests. *JAMA*, 1972, *221*, 471-476.

[20] **Yim W.C., Flynn N.M., Fitzgerald F.T.** — Penetration of oral doxycycline into the cerebrospinal fluid of patients with latent of neurosyphilis. *Antimicrob. Agents. Chemother.*, 1985, *28*, 347-348.

[21] **Hashisaki P., Wertzberger G.G., Conrad** *et coll.* — Erythromycin failure in the treatment of syphilis in a pregnant woman. *Sex. Transm. Dis.*, 1983, *10*, 36-38.

[22] **Duncan W.C., Knox J.M.** — Cephalexin therapy for infections syphilis. *Arch. Dermatol.*, 1974, *110*, 77-80.

[23] **Hook E.W. III, Roddy R.E., Handsfield H.H.** — Ceftriaxone therapy for incubating and early syphilis. *J. Infect. Dis.*, 1988, *158*, 881-884.

[24] **Zenker P.N., Rolfs T.** — Treatment of syphilis. *Rev. Infect. Dis.*, 1990, *12* (suppl. 6) S590-S609.

[25] **Hook E.W. III, Baker-Zander S.A., Moskovitz B.L.** *et coll.* — Ceftriaxone therapy for asymptomatoic neurosyphilis case report and western blot analysis of serum and cerebrospinal fluid IgG response to therapy. *Sex. Transm. Dis.*, 1986, *13*, 185-188.

[26] **Marra C.M., Slatter V., Tartaglione T.A.** *et coll.* — Evaluation of aqueous penicillin G and ceftriaxone for experimental neurosyphilis. *J. Infect. Dis.*, 1992, *165*, 396.

[18] Rosen L., Hollis H., Ellner [illegible]
[19] Schroeder A. [illegible]
[20] [illegible]

Peut-on situer la place des nouveaux antibiotiques dans les stratégies thérapeutiques actuelles des MST ?

A.C. CRÉMIEUX, C. CARBON

Les schémas thérapeutiques actuels : avantages et inconvénients

Bien qu'une diminution de certaines infections sexuellement transmissibles, en particulier les gonococcies [1], ait été constatée récemment, les maladies sexuellement transmissibles d'origine bactérienne continuent à poser un grave problème de santé publique en raison de leur fréquence et de leurs séquelles en particulier chez la femme (stérilité, grossesse extra-utérine). De plus, certaines de ces infections bactériennes, à l'origine d'ulcérations génitales, facilitent l'acquisition et la transmission de l'infection à VIH [2].

Les traitements actuellement utilisés reposent le plus souvent sur les dernières recommandations du CDC publiées en 1989 [3]. Ainsi (Tabl. I), pour l'urétrite ou la cervicite gonococcique non compliquée, le traitement de référence est représenté par une dose unique IM de ceftriaxone, alors qu'un traitement de 7 jours de doxycycline est habituellement recommandé en cas d'urétrite ou de cervicite à *Chlamydia trachomatis.* Les recommandations du CDC concernant les salpingites ont été rappelées dans l'article consacré à ce sujet dans ce même ouvrage. Chez les patientes hospitalisées elles reposent sur l'association de céfoxitine, administrée en intra-veineux (2 g × 4/j) et de doxycycline par voie orale ou intraveineuse pendant

---

Service de Médecine Interne, INSERM U.13, Hôpital Bichat Claude-Bernard, 75018 Paris, France.

les premiers jours, relayée secondairement par la doxycycline par voie orale pendant 10 à 14 jours. L'alternative thérapeutique pour les patientes hospitalisées consiste en l'association clindamycine - intra-veineuse (900 mg × 3/j) + gentamicine pendant les premiers jours, relayée par la doxycycline par voie orale pendant 10 à 14 jours. Chez les patientes non hospitalisées, le traitement recommandé repose sur l'association d'une céphalosporine administrée par voie intra-musculaire (céfoxitine 2 g plus probénécide 1 g VO ou ceftriaxone 250 mg) en dose unique associée à la doxycycline administrée par voie orale pendant 10 à 14 jours.

Tableau I

Traitement des urétrites, cervicites
(Recommandations du CDC, 1989)

Gonocoque	*Chlamydia trachomatis*
Traitement de référence	**Traitement de référence**
Ceftriaxone 250 mg IM en dose unique	Doxycycline 100 mg VO × 2/j 7 j
+ Doxycycline 100 mg VO × 2/j 7 j	ou Tétracycline 500 mg VO × 4/j 7 j
Alternative thérapeutique	**Alternative thérapeutique**
Spectinomycine 2 g IM en dose unique	Érythromycine base 500 mg VO × 4/j 7 j
Ciprofloxacine 500 VO en dose unique	Érythromycine éthysuccinate 800 mg × 4/j 7 j
Norfloxacine 800 mg VO en dose unique	Sulfisoxazole 50 mg VO × 4/j 10 j
Céfuroxime axétil 1 g + Probénécide 1 g VO	
Céfotaxime 1 g IM en dose unique	
Ceftizoxime 500 mg IM en dose unique	
+ Doxycycline 100 mg VO × 2/j 7 j	

Bien que ces traitements donnent habituellement satisfaction et aient dans l'ensemble conservé leur activité malgré leur large utilisation, la sélection de nouveaux antibiotiques efficaces dans les infections bactériennes sexuellement transmissibles apparaît nécessaire.

Les améliorations recherchées par rapport au schéma thérapeutique de référence peuvent être de plusieurs ordres :

Un spectre d'activité large incluant l'ensemble des bactéries responsables d'infections sexuellement transmissibles

Dans les schémas thérapeutiques actuels, une bithérapie est nécessaire pour être active à la fois sur le gonocoque et les pathogènes intra-cellulaires *(Chlamydia trachomatis, Ureaplasma urealyticum, Mycoplasma hominis).* Des antibiotiques à large spectre d'activité incluant l'ensemble de ces pathogènes sont donc potentiellement intéressants.

Des modalités d'administration (voie d'administration, durée de traitement) simplifiées

Dans les urétrites (ou cervicites) non compliquées à gonocoque, le traitement à dose unique de référence est administré par voie parentérale. Les alternatives par voie orale sont donc potentiellement intéressantes.

Dans les urétrites (ou cervicites) à *Chlamydia* un traitement de 7 jours est nécessaire avec les cyclines. Les antibiotiques actifs sur *Chlamydia* permettant de raccourcir la durée du traitement sont donc souhaitables car ils pourraient faciliter l'observance du traitement dans ces infections non compliquées et peut-être, ainsi, diminuer le nombre de séquelles liées à des infections insuffisamment traitées.

Une meilleure efficacité clinique

Dans les urétrites gonococciques la ceftriaxone entraîne une guérison bactériologique dans 100 % des cas et permet d'éradiquer un portage rectal ou pharyngé [4].

Ce pourcentage de guérison est un peu moins élevé dans les urétrites non gonococciques traitées par les cyclines (environ 90 %). Les formes persistantes ou récidivantes, tout au moins cliniquement, ne sont pas rares, par contre elles sont liées de façon exceptionnelle à un problème de résistance acquise de *Chlamydia trachomatis* aux cyclines [5]. Dans les salpingites, comme le souligne l'article consacré à ce sujet, l'efficacité des schémas thérapeutiques actuellement recommandés est difficile à cerner. L'impact du traitement antibiotiques sur la survenue de séquelles inflammatoires responsables de stérilité tubaire n'est pas documenté cliniquement. L'étude expérimentale de salpingite à *Chlamydia* comparant l'efficacité de différents antibiotiques, à la fois en termes d'éradication microbiologique, mais aussi en termes de fertilité après le traitement, est donc particulièrement intéressante [6]. Néanmoins, il faut garder à l'esprit que l'infection expérimentale réalisée est monomicrobienne et non pluri-microbienne comme cela semble souvent le cas dans les salpingites chez la femme. De nouveaux schémas thérapeutiques démontrant une efficacité supérieure en termes de guérison microbiologique et surtout en termes de fertilité chez l'animal sont néanmoins potentiellement intéressants pour le traitement des salpingites chez la femme.

Une meilleure tolérance et une utilisation possible chez la femme enceinte

En dehors des problèmes liés aux phénomènes d'allergie à la pénicilline pour les traitements anti-gonococciques et d'intolérances gastro-intestinales peu sévères pour les cyclines, les schémas thérapeutiques de référence actuellement utilisés sont relativement bien tolérés. Les nouveaux antibiotiques sélectionnés devront avoir une bonne tolérance, ce d'autant plus que les traitements pour les infections sexuellement transmissibles sont difficiles à surveiller dans une population en général peu médicalisée.

Les cyclines actuellement recommandées en cas d'infection à *Chlamydia* ou à *Mycoplasma* sont contre-indiquées chez la femme enceinte. Des alternatives thérapeutiques susceptibles d'être administrées sans arrière-pensée dans une population de femmes jeunes en âge de procréer seraient donc souhaitables.

La réduction du risque de résistances acquises

Un des points forts des schémas thérapeutiques actuellement préconisés tant pour les infections à gonocoque qu'à *Chlamydia trachomatis,* est l'absence d'émergence de mutants résistants posant des problèmes en clinique. En effet, malgré l'utilisation large de la ceftriaxone dans les urétrites gonococciques, y compris dans des pays où l'incidence est élevée [7], la ceftriaxone conserve une excellente efficacité. L'absence d'émergence de mutants résistants pourrait être liée au fait que la dose actuellement utilisée de ceftriaxone permet d'obtenir des concentrations très supérieures aux concentrations efficaces au niveau du foyer infectieux. Une surveillance est néanmoins nécessaire, quelques souches dont la CMI a augmenté ont été constatées récemment [8]. Cette absence d'émergence de mutant résistant à la ceftriaxone pour les gonocoques contraste avec l'apparition de résistance à haut niveau aux tétracyclines (2 à 3 % des souches françaises) et des résistances à la spectinomycine (rares en France) dans certains pays.

En ce qui concerne les souches de *Chlamydia trachomatis* responsables d'infections sexuellement transmissibles, la résistance acquise aux cyclines est exceptionnelle [5].

Pour les mycoplasmes, des résistances acquises aux cyclines ont été décrites chez *U. urealyticum.* Elles concernent moins de 5 % des souches isolées en France.

Avant de recommander de façon large l'utilisation de nouveaux antibiotiques dans les infections sexuellement transmissibles, il est donc fondamental d'étudier l'impact de l'utilisation de ces antibiotiques à la fois sur les bactéries responsables d'infections sexuellement transmissibles intra- et extra-cellulaires mais aussi éventuellement sur l'écologie des services hospitaliers qui pourraient être amenés à une large utilisation de ces antibiotiques (services de gynécologie-obstétrique en particulier).

Un coût réduit des traitements

Le coût des traitements de référence est un élément important puisque les infections sexuellement transmissibles peuvent toucher une population défavorisée ou survenir dans les pays en voie de développement. L'avantage des cyclines réside dans leur faible coût. Par contre, la ceftriaxone reste un traitement de référence cher pour lequel des alternatives moins coûteuses sont souhaitables.

Antibiotiques récents intéressants dans les infections sexuellement transmissibles

Un certain nombre d'antibiotiques développés récemment ou en cours de développement en particulier les fluoroquinolones ou les nouveaux macrolides (tout particulièrement les azalides) présentent des propriétés intéressantes par rapport aux traitements de référence.

Les fluoroquinolones

Les fluoroquinolones notamment certaines d'entre elles (ofloxacine, sparfloxacine) présentent des avantages incontestables en terme de spectre d'activité par rapport au traitement de référence incluant à la fois les gonocoques, *Chalmydia trachomatis* et un certain nombre de bacilles à gram négatif pouvant être en cause dans les salpingites. Leur activité sur les mycoplasmes est plus inconstante.

Leur excellente bio-disponibilité (aux alentours de 90 %) permet un passage rapide à la voie orale même dans les formes sévères (salpingite), ou permet d'éviter la voie parentérale par exemple dans le traitement des urétrites. Un certain nombre de salpingites peu sévères sont traitées en ambulatoire. Par rapport aux schémas préconisés par le CDC [3] l'utilisation de l'ofloxacine permet de conserver pendant toute la durée du traitement une activité sur le gonocoque, comme d'ailleurs l'association amoxycilline - acide clavulanique + cyclines parfois préconisée.

De nombreux travaux ont confirmé l'efficacité d'une dose unique de fluoroquinolones (ciprofloxacine 250 mg ou ofloxacine 400 mg ou norfloxacine 800 mg), dans les urétrites gonococciques avec un pourcentage de guérison de plus de 95 % des cas [9] y compris sur la localisation pharyngée et rectale. Dans les urétrites à *Chlamydia,* la norfloxacine est inefficace. La ciprofloxacine est significativement moins efficace que la doxycycline lorsqu'elle est administrée à la dose de 500 mg × 2/j pendant 7 j. L'ofloxacine à la dose de 200 mg 2 ×/j pendant 7 à 10 j est efficace dans environ 90 % des urétrites ou cervicites à *Chlamydiae.* Par contre, un traitement plus courts que 7 j est inefficace [10]. Enfin, quelques études cliniques semblent montrer l'intérêt de l'utilisation de l'ofloxacine dans les salpingites aiguës chez la femme, seule ou en association avec amoxycilline - acide clavulanique [17]. Il reste à démontrer que cet antibiotique est efficace ou tout au moins aussi efficace que le traitement de référence dans la prévention des séquelles post-infectieuses. Les études expérimentales comparatives sont là d'une utilité certaine.

La prudence s'impose avant des recommandations larges concernant l'utilisation des fluoroquinolones dans les infections sexuellement transmissibles. En effet, l'apparition de souches de *Neisseria Gonorrhoeae* résistante aux quinolones a déjà été décrite après une utilisation large de ces antibiotiques aux Philipines [11]. Ce problème ne semble pas encore concerner la France ni les États-Unis. Une étude récente aux USA comparant la ciprofloxacine à la ceftriaxone en dose unique dans les cervicites de la femme [12] n'a pas montré de souche de gonocoque résistant à la ciprofloxacine.

La tolérance des fluoroquinolones utilisées dans ces indications urogénitales est en général bonne [13]. Les fluoroquinolones restent cependant contre-indiquées chez la femme enceinte.

Le coût d'un traitement minute des urétrites à gonocoque par les fluoroquinolones est actuellement supérieur à celui de l'administration d'une dose unique de ceftriaxone en raison de l'absence de conditionnement spécifique pour cette indication. Le coût est aussi un facteur limitant pour les urétrites à Chlamydia. Dans les salpingites, la possibilité d'un relais rapide par voie orale pourrait permettre de réduire la durée d'hospitalisation et donc le coût total du traitement.

En conclusion, les fluoroquinolones constituent une classe thérapeutique séduisante pour le traitement des infections sexuellement transmissibles. Un des problèmes non résolus est le rôle d'utilisation large des fluoroquinolones en traitement ambulatoire de ville dans la diminution du nombre de salpingites aiguës observées ainsi que les conséquences éventuelles d'un traitement ambulatoire de ces formes frustes sur la survenue de séquelles sur la fertilité.

Les nouveaux macrolides

Parmi les nouveaux macrolides, une perspective particulièrement intéressante est apportée par l'azithromycine, azalide caractérisé par une forte concentration intra-cellulaire tissulaire ainsi qu'une longue demi-vie intra-cellulaire. Ce sont ces caractéristiques pharmacocinétiques associées à une bonne activité sur *C. trachomatis* qui ont permis d'envisager le raccourcissement du traitement des urétrites à *C. trachomatis.* Plusieurs études [18] ont montré qu'1 g d'azithromycine administré en dose unique ou en 3 doses était aussi efficace que 7 j de doxycycline en cas d'urétrite ou de cervicite non compliquée à *C. trachomatis.* La tolérance de l'azithromycine semble bonne à cette dose. Malgré des CMI peu élevées sur le gonocoque, des échecs d'1 g d'azithromycine en dose unique ont été publiés dans des urétrites à gonocoque. Ainsi, le traitement par une dose unique d'1 g d'azithromycine ne semble pas pouvoir se substituer au traitement anti-gonococcique déjà envisagé [14, 15].

L'azithromycine, comme les autres macrolides, semble active sur *U. urealyticum* mais des résistances ont été décrites et l'activité *in vivo* n'est pas bien documentée. L'activité de l'azithromycine sur *M. hominis* pourrait être un peu supérieure à celle d'autres macrolides (érythromycine, roxithromycine, clarithromycine) qui ne sont pas actives sur ce microorganisme, mais inférieure à celle de la josacine, de la clindamicyne ou de la pristinamycine. La limitation essentielle de l'utilisation de l'azithromycine en dose unique dans les urétrites/cervicites chlamydia est le coût du traitement. Son interêt dans les salpingites (traitement raccourci ?) reste à évaluer.

Les autres antibiotiques

La céfixime, céphalosporine orale de 3e génération semble une alternative intéressante à la ceftriaxone dans les urétrites gonococciques, comme l'a montré un article récent comparant l'efficacité de 250 mg de ceftriaxone I.M. et de 400 ou 800 mg de céfixime en dose unique par voie orale [16].

En conclusion, plusieurs antibiotiques récents présentent des caractéristiques intéressantes dans le traitement des infections bactériennes transmises sexuellement. Certaines de ces molécules devraient logiquement faire partie des futures recommandations en cours d'élaboration aux États-Unis. En France, certaines de ces recommandations seront discutées lors d'une prochaine conférence de consensus sur les maladies sexuellement transmissibles concernant en particulier les salpingites.

BIBLIOGRAPHIE

[1] **Massari V., Garnerin P., Valleron A.** — Évolution de l'incidence de l'urétrite masculine en France. *Bulletin Épidémiologique Hebdomadaire n° 20,* 1990, 85-86.

[2] **Gold M.J.** — Interaction of Human Immunodeficiencie Virus with other sexually transmitted diseases. *Curr. Opinion Infect. Dis.,* 1992, *5,* 23-26.

[3] **Center for Deases Control.** — S.T.D. Treatment guide lines. *Morbid. Mortal. Weekly,* 1989, Rep. 38 (suppl.) : 21-27.

[4] **Augenbraun M.H., McCormack W.M.** — Current Treatment Options for *Nesseria gonorrhoeae* and *Chlamydiae trachomatis* Anogenital Infections. *Curr. Opinion. Infect. Dis.,* 1993, 65-68.

[5] **Jones R.B., Der Pol B.V., Martin D.H., Shepard M.K.** — Partial Characterization of *Chlamydiae trachomatis* Isolates Resistant to Multiple Antibiotics. *J. Infect. Dis.,* 1990, *162 :* 1309-1315.

[6] **Zana J., Muffat-Joly M., Thomas D., Orfila J., Salat-Baroux J., Pocidalo J.J.** — Roxitromycin Treatment of Mouse *Chlamydial Salpingitis* and Protective Effect on Fertility. *Antimicrob. Agents Chemother.,* 1991, *35 :* 430-435.

[7] **Clendennen III T.E., Hames E.S., Kees E.S., Price F.C., Rueppel W.J., Andrada A.B., Espinosa J.E., Kabrerra J.K., Wignall S.S.** — *In vitro* Antibiotique Susceptibilities of *Nesseria gonorrhoeae* Isolates in the Philippines. *Antimicrob. Agents Chemother.,* 1992, *36 :* 277-282.

[8] **Rice R.J., Knapp J.S., Morse S.A., Buntin D.M.** — *In vitro* activity of Temafloxacin against *Nesseria gonorrhoeae* Exhibiting Resistance to Penicillin and Decreased Susceptibility to Ceftriaxone. *ICAAC,* 1991. Abstract n° 135.121.

[9] **Chan A.S.C.** —Results of Treatment with Quinolones of Sexually Transmitted Diseases in the Far East : a Brief Summary. *Rev. Infect. Dis.* 1989 (Suppl. 5). S1305-S1306.

[10] **Oriel J.D.** — Use of Quinolones in Chlamydial Infection. *Rev. Infect. Dis.,* 1989 (Suppl. 5), S1273-S1276.

[11] **Joyce M.P., Doe P.H., Herip D.S., Vaughan G.H., Aying B.B., Ponio T., Lu J., Coolbaugh.** — Quinolone Resistant Nesseria gonorrhoeae in the Philipppines. *ICAAC,* 1989, Abstract n° 1061.289.

[12] **Hook III E.W., Jones R.B., Martin D.H., Bolan G.A., Mroczkowski T.F., Neumann T.M., Haag J.J., Echols R.** — Comparison of Ciprofloxacin and Ceftriaxone as Single-Dose Therapy for Uncomplicated Gonorrhoeae in Women. *Antimicrob. Agents. Chemother.,* 1993, 1670-1673.

[13] **Hooper D.C., Wolfson J.S.** — Treatment of Genitourinary Tract Infections with Fluoroquinolones : Clinical Efficacy in Genital Infections and Advers Effects, 1989, *Antimicrob. Agents Chemother.,* 33 : 1662-1667.

[14] **Hammerschlag M.R., Golden N., Gelling M., Aras Z., Dumornay W., Roblin P.** — Single-Dose Azithromycin for the Treatment of Genital Chlamydial Infection in Adolescent Women. *IAAC,* 1991. Abstract n° 77.111.

[15] **Handsfield H.H., Siegal N.A., Verdon M.S.** — Single-Dose Azythromycin vs Ceftriaxone for Treatment for Uncomplicated Gonorrhoeae. *IACC,* 1991, Abstract n° 79.112.

[16] **Handsfield H.H., McCormack W.M., Hook III E.W., Douglas J.M., Covino J.M., Verdon M.S., Reichart C.A., Ehret J.M., and the Gonnorhoeae Treatment Study Group.** — A comparison of Single-Dose Cefixime with Ceftriaxone as Treatment for Uncomplicated Gonorrhoeae. *New England J. Med.,* 1991, 325 : 1337-1341.

[17] **Wendel G.D., Cox S.M., Bawdon P.E., Thériot S.K., Heard Mc, Nobles B.J.** — A randomized trial of ofluxacin versas cefoxitin and doxycycline in the outpatient treatment of acule salpingitis *Am. J. Obstet. gynecol.* 1991 164, 1390-1396.

[18] **Martin D.H., Mroczkowski T.F. Dalu Z.A. McMarry J., Jones R.B., Hopkins S.J. Johnson R.B.** and the azithromycin for chlamydial infections study group. A controlled trial of a single dose of azithromycin for the treatment of chlamydial uretritis and cervicitis. *N. Engl. J. Med* 1992, 327 : 921-925.

Imprimé par JOUVE, 18 rue Saint-Denis 75001 Paris
N° 212950 R. Dépôt légal : Octobre 1993